熊雨田

川派中医药名家系列丛书

谢慧 主编

中国中医药出版社
·北 京·

图书在版编目（CIP）数据

川派中医药名家系列丛书.熊雨田/谢慧主编.—北京:中国中医药出版社，2018.12

ISBN 978 – 7 – 5132 – 5009 – 2

Ⅰ.①川… Ⅱ.①谢… Ⅲ.①熊雨田—生平事迹— ②中医临床—经验—中国—现代 Ⅳ.① K826.2 ② R249.7

中国版本图书馆 CIP 数据核字（2018）第 108615 号

中国中医药出版社出版

北京市朝阳区北三环东路 28 号易亨大厦 16 层

邮政编码 100013

传真 010-64405750

廊坊市祥丰印刷有限公司印刷

各地新华书店经销

开本 710×1000 1/16 印张 12.25 彩插 0.5 字数 207 千字

2018 年 12 月第 1 版 2018 年 12 月第 1 次印刷

书号 ISBN 978 – 7 – 5132 – 5009 – 2

定价 55.00 元

网址 www.cptcm.com

社 长 热 线 010-64405720

购 书 热 线 010-89535836

维 权 打 假 010-64405753

微信服务号 zgzyycbs

微商城网址 https://kdt.im/LIdUGr

官 方 微 博 http://e.weibo.com/cptcm

天猫旗舰店网址 https://zgzyycbs.tmall.com

如有印装质量问题请与本社出版部联系（010-64405510）

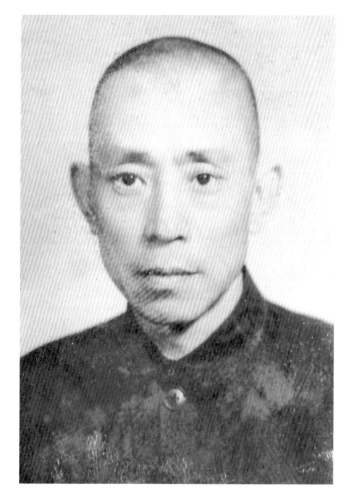

熊雨田

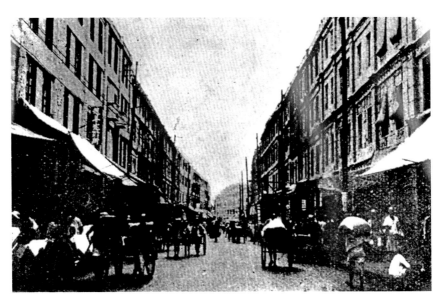

民国时期的重庆解放碑，"永生堂"所在地

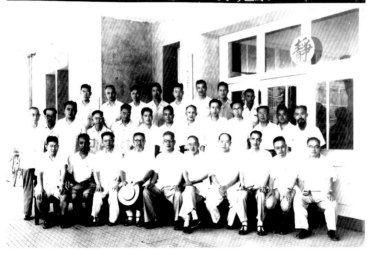

1956年，熊雨田（第二排左一）在中华医学会总会耳鼻喉科学会
第十届代表大会上合影

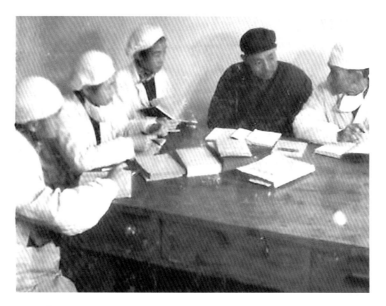

1961年，熊雨田（右二）与四川医学院耳鼻咽喉科同仁进行学术交流

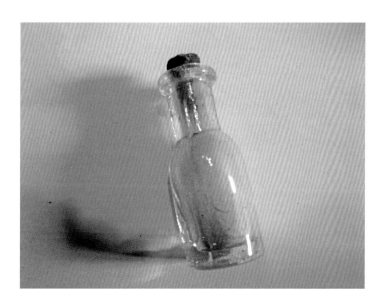

熊雨田改进后的喉枪

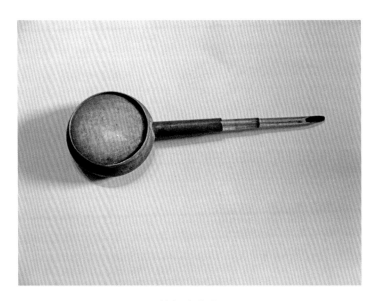

铁板吹喉丹

总序—————加强文化建设，唱响川派中医

四川，雄居我国西南，古称巴蜀，成都平原自古就有天府之国的美誉，天府之土，沃野千里，物华天宝，人杰地灵。

四川号称"中医之乡、中药之库"，巴蜀自古出名医、产中药，据历史文献记载，自汉代至明清，见诸文献记载的四川医家有 1000 余人，川派中医药影响医坛 2000 多年，历久弥新；川产道地药材享誉国内外，业内素有"无川（药）不成方"的赞誉。

医派纷呈 源远流长

经过特殊的自然、社会、文化的长期浸润和积淀，四川历朝历代名医辈出，学术繁荣，医派纷呈，源远流长。

汉代以涪翁、程高、郭玉为代表的四川医家，奠定了古蜀针灸学派。郭玉为涪翁弟子，曾任汉代太医丞。涪翁为四川绵阳人，曾撰著《针经》，开巴蜀针灸先河，影响深远。1993 年，在四川绵阳双包山汉墓出土了最早的汉代针灸经脉漆人；2013 年，在成都老官山再次出土了汉代针灸漆人和 920 支医简，带有"心""肺"等线刻小字的人体经穴髹漆人像是我国考古史上首次发现，应是迄今

我国发现的最早、最完整的经穴人体医学模型，其精美程度令人咋舌！又一次证明了针灸学派在巴蜀的渊源和影响。

四川山清水秀，名山大川遍布。道教的发祥地青城山、鹤鸣山就坐落在成都市。青城山、鹤鸣山是中国的道教名山，是中国道教的发源地之一，自东汉以来历经2000多年，不仅传授道家的思想，道医的学术思想也因此启蒙产生。道家注重炼丹和养生，历代蜀医多受其影响，一些道家也兼行医术，如晋代蜀医李常在、李八百，宋代皇甫坦，以及明代著名医家韩懋（号飞霞道人）等，可见丹道医学在四川影响深远。

川人好美食，以麻、辣、鲜、香为特色的川菜享誉国内外。川人性喜自在休闲，养生学派也因此产生。长寿之神——彭祖，号称活了800岁，相传他经历了尧舜夏商诸朝，据《华阳国志》载，"彭祖本生蜀"，"彭祖家其彭蒙"，由此推断，彭祖不但家在彭山，而且他晚年也落叶归根于此，死后葬于彭祖山。彭祖山坐落在成都彭山县，彭祖的长寿经验在于注意养生锻炼，他是我国气功的最早创始人，他的健身法被后人写成《彭祖引导法》；他善烹饪之术，创制的"雉羹之道"被誉为"天下第一羹"，屈原在《楚辞·天问》中写道："彭铿斟雉，帝何飨？受寿永多，夫何久长？"反映了彭祖在推动我国饮食养生方面所做出的贡献。五代、北宋初年，著名的道教学者陈希夷，是四川安岳人，著有《指玄篇》《胎息诀》《观空篇》《阴真君还丹歌注》等。他注重养生，强调内丹修炼法，将黄老的清静无为思想、道教修炼方术和儒家修养、佛教禅观会归一流，被后世尊称为"睡仙""陈抟老祖"。现安岳县有保存完整的明代陈抟墓，有陈抟的《自赞铭》，这是全国独有的实物。

四川医家自古就重视中医脉学，成都老官山出土的汉代医简中就有《五色脉诊》（原有书名）一书，其余几部医简经初步整理暂定名为《敝昔医论》《脉死候》《六十病方》《病源》《经脉书》《诸病症候》《脉数》等。学者经初步考证推断极有可能为扁鹊学派已经亡佚的经典书籍。扁鹊是脉学的倡导者，而此次出土的医书中脉学内容占有重要地位，一起出土的还有用于经脉教学的人体模型。唐代杜光庭著有脉学专著《玉函经》3卷，后来王鸿骥的《脉诀采真》、廖平的《脉学辑要评》、许宗正的《脉学启蒙》、张骥的《三世脉法》等，均为脉诊的发展做出了贡献。

昝殷，唐代四川成都人。昝氏精通医理，通晓药物学，擅长妇产科。唐大中年间，他将前人有关经、带、胎、产及产后诸症的经验效方及自己临证验方共378首，编成《经效产宝》3卷，是我国最早的妇产科专著。加之北宋时期的著名妇产科专家杨子建（四川青神县人）编著的《十产论》等一批妇产科专论，奠定了巴蜀妇产学派的基石。

宋代，以四川成都人唐慎微为代表撰著的《经史证类备急本草》，集宋代本草之大成，促进了本草学派的发展。宋代是巴蜀本草学派的繁荣发展时期，陈承的《重广补注神农本草并图经》，孟昶、韩保昇的《蜀本草》等，丰富、发展了本草学说，明代李时珍的《本草纲目》正是在此基础上产生的。

宋代也是巴蜀医家学术发展最活跃的时期。四川成都人、著名医家史崧献出了家藏的《灵枢》，校正并音释，名为《黄帝素问灵枢经》，由朝廷刊印颁行，为中医学发展做出了不可估量的贡献，可以说，没有史崧的奉献就没有完整的《黄帝内经》。虞庶撰著的《难经注》、杨康侯的《难经续演》，为医经学派的发展奠定了基础。

史堪，四川眉山人，为宋代政和年间进士，官至郡守，是宋代士人而医的代表人物之一，与当时的名医许叔微齐名，其著作《史载之方》为宋代重要的名家方书之一。同为四川眉山人的宋代大文豪苏东坡，也有《苏沈内翰良方》（又名《苏沈良方》）传世，是宋人根据苏轼所撰《苏学士方》和沈括所撰《良方》合编而成的中医方书。加之明代韩懋的《韩氏医通》等方书，一起成为巴蜀医方学派的代表。

四川盛产中药，川产道地药材久负盛名，以回阳救逆、破阴除寒的附子为代表的川产道地药材，既为中医治病提供了优良的药材，也孕育了以附子温阳为大法的扶阳学派。清末四川邛崃人郑钦安提出了中医扶阳理论，他的《医理真传》

《医法圆通》《伤寒恒论》为奠基之作，开创了以运用附、姜、桂为重点药物的温阳学派。

清代西学东进，受西学影响，中西汇通学说开始萌芽，四川成都人唐宗海以敏锐的目光捕捉西学之长，融汇中西，撰著了《血证论》《医经精义》《本草问答》《金匮要略浅注补正》《伤寒论浅注补正》，后人汇为《中西汇通医书五种》，成为"中西汇通"的第一种著作，也是后来人们将主张中西医兼容思想的医家称为"中西医汇通派"的由来。

名医辈出　学术繁荣

中华人民共和国成立后，历经沧桑的中医药，受到党和国家的高度重视，在教育、医疗、科研等方面齐头并进，一大批中医药大家焕发青春，在各自的领域里大显神通，中医药事业欣欣向荣。

四川中医教育的奠基人——李斯炽先生，在 1936 年创立了"中央国医馆四川分馆医学院"，简称"四川国医学院"。该院为国家批准的办学机构，虽属民办但带有官方性质。四川国医学院也是成都中医学院（现成都中医药大学）的前身，当时汇集了一大批中医药的仁人志士，如内科专家李斯炽、伤寒专家邓绍先、中药专家凌一揆等，还有何伯勋、杨白鹿、易上达、王景虞、周禹锡、肖达因等一批蜀中名医，可谓群贤毕集，盛极一时。共招生 13 期，培养高等中医药人才 1000 余人，这些人后来大多数都成为中华人民共和国成立后的中医药领军人物，成为四川中医药发展的功臣。

1955 年国家在北京成立了中医研究院，1956 年在全国西、北、东、南各建立了一所中医学院，即成都、北京、上海、广州中医学院。成都中医学院第一任院长由周恩来总理亲自任命。李斯炽先生继创办四川国医学院之后又成为成都中医学院的第一任院长。成都中医学院成立后，在原国医学院的基础上，又汇集了一大批有造诣的专家学者，如内科专家彭履祥、冉品珍、彭宪章、傅灿冰、陆干甫；伤寒专家戴佛延；医经专家吴棹仙、李克光、郭仲夫；中药专家雷载权、徐楚江；妇科专家卓雨农、曾敬光、唐伯渊、王祚久、王渭川；温病专家宋鹭冰；外科专家文琢之；骨、外科专家罗禹田；眼科专家陈达夫、刘松元；方剂专家陈潮祖；医古文专家郑孝昌；儿科专家胡伯安、曾应台、肖正安、吴康衡；针灸专家余仲权、薛鉴明、李仲愚、蒲湘澄、关吉多、杨介宾；医史专家孔健民、李介民；中医发展战略专家侯占元等。真可谓人才济济，群星灿烂。

北京成立中医高等院校、科研院所后，为了充实首都中医药人才的力量，四川一大批中医名家进驻北京，为国家中医药的发展做出了巨大贡献，也展现了四川中医的风采！如蒲辅周、任应秋、王文鼎、王朴城、王伯岳、冉雪峰、杜自明、李重人、叶心清、龚志贤、方药中、沈仲圭等，各有精专，影响广泛，功勋卓著。

北京四大名医之首的萧龙友先生，为四川三台人，是中医界最早的学部委员（院士，1955 年）、中央文史馆馆员（1951 年），集医道、文史、书法、收藏等于一身，是中医界难得的全才！其厚重的人文功底、精湛的医术、精美的书法、高尚的品德，可谓"厚德载物"的典范。2010 年 9 月 9 日，故宫博物院在北京为萧龙友先生诞辰 140 周年、逝世 50 周年，隆重举办了"萧龙友先生捐赠文物精品展"，以缅怀和表彰先生的收藏鉴赏水平和拳拳爱国情怀。萧龙友先生是一代举子、一代儒医，精通文史，书法绝伦，是中国近代史上中医界的泰斗、国学家、教育家、临床大家，是四川的骄傲，也是我辈的楷模！

追源溯流　振兴川派

时间飞转，掐指一算，我自 1974 年赤脚医生的"红医班"始，到 1977 年大学学习、留校任教、临床实践、跟师学习、中医管理，入中医医道已 40 年，真可谓弹指一挥间。俗曰：四十而不惑，在中医医道的学习、实践、历练、管理、推进中，我常常心怀感激，心存敬仰，常有激情冲动，其中最想做的一件事就是将这些中医药实践的伟大先驱者，用笔记录下来，为他们树碑立传、歌功颂德！缅怀中医先辈的丰功伟绩，分享他们的学术成果，继承不泥古，发扬不离宗，认祖归宗，又学有源头，师古不泥，薪火相传，使中医药源远流长，代代相传，永续发展。

今天，时机已经成熟，四川省中医药管理局组织专家学者，编著了大型中医专著《川派中医药源流与发展》，横跨两千年的历史，梳理中医药历史人物、著作，以四川籍（或主要在四川业医）有影响的历史医家和著作为线索，理清历史源流和传承脉络，突出地方中医药学术特点，认祖归宗，发扬传统，正本清源，继承创新，唱响川派中医药。其中，"医道溯源"是以民国以前的川籍或在川行医的中医药历史人物为线索，介绍医家的医学成就和学术精华，作为各学科发展的学术源头。"医派医家"是以近现代著名医家为代表，重在学术流派的传承与发展，厘清流派源流，一脉相承，代代相传，源远流长。《川派中医药源流与发展》一书，填补了川派中医药发展整理的空白，是集四川中医药文化历史和发展现状之大成，理清了川派学术源流，为后世川派的研究和发展奠定了坚实的基础。

我们在此基础上，还编著了《川派中医药名家系列丛书》，汇集了一大批近现代四川中医药名家，遴选他们的后人、学生等整理其临床经验、学术思想编辑成册。预计编著一百人，这是一批四川中医药的代表人物，也是难得的宝贵文化遗产，今天，经过大家的齐心努力终于得以付梓。在此，对为本系列书籍付出心血的各位作者、出版社编辑人员一并致谢！

由于历史久远，加之编撰者学识水平有限，书中罅、漏、舛、谬在所难免，敬望各位同仁、学者提出宝贵意见，以便再版时修订提高。

中华中医药学会　副会长

四川省中医药学会　会　长　　杨殿兴

四川省中医药管理局　原局长

成都中医药大学　教授、博士生导师

2015 年春于蓉城雅兴轩

熊序 —————————————————————————

　　吾熊氏一门，五代行医。先祖为保证药材质量，一边行医，一边远赴云、贵、粤、桂采购药材，一来一往舟车劳顿数月，在行医中积累了丰富的医药知识，直至我的祖父熊吉之先生建立"永生堂"。

　　熊吉之先生在当时重庆都邮街（现民权路）与三教堂（现中华路）的交叉路口，现中华路 122 号开设熊家老店"永生堂"，三楼一底，共四层，加上后院约 3000 平方米。"永生堂"的兴起，刚好处于西方医学传入中国之前的时期，当时没有抗生素，医疗水平低下，现在一些常见的咽喉科疾病比如扁桃体炎，中医谓"乳蛾"，就可要人命，在这种背景下，"永生堂"专攻咽喉疾病，救人无数。从刘湘、范绍增、王陵基、张大千、徐悲鸿、周信芳这些有名人物，到劳苦大众、市井凡夫，都到"永生堂"看病，"永生堂"名盛一时，与当时重庆另外三家药店"庆余堂""天元堂""桐君阁"名列重庆四大药店。由于历史原因，"永生堂"并入"桐君阁"。现在"桐君阁"药房还能看到"永生堂"的影子。

　　我的父亲熊雨田除从小跟随祖父学习临证经验外，还广拜名师，兼修内外科，曾于 1931 年在四川省针灸医师考试中独占鳌头。

　　铁板吹喉丹就是我祖父与我父亲共同研制的。铁板吹喉丹系由牛黄、麝香、珍珠、犀角等几十味名贵中药组成，做起来很费时，要一块专门的铁板，将一些需要"升丹"的药物放在铁板上，下面点燃煤油烧烤铁板，"升丹"而成，所以叫铁板吹喉丹。当时祖父事务繁忙，多是父亲亲自锤炼。1949 年后，父亲将铁板吹喉丹无偿捐献给国家。铁板吹喉丹于清末民初始用于临床，直至今日，一直在重庆市中医院广泛应用。

另外，我父亲在治疗嗓音疾病方面疗效很好。无论是新中国成立前还是成立初，唱歌的、教书的，都找他看病。唱《南泥湾》的郭兰英、唱《海瑞上疏》的京剧名角"麒麟童"周信芳，都因喉疾专门到我家找父亲求治，好了之后，兴之所至，开口就唱，周信芳还当场赋诗合影留念，可惜照片和诗在"文革"时都被烧了。

我父亲爱书、读书、藏书、教书、著书，一生离不开书。他一辈子都喜好藏书，视书如命，除祖上传下的大量中医书外，还大量收藏不同作家、不同版本的书籍。

虽然由于历史原因，我父亲的一些手稿、藏书被损毁了，但是有些东西永远损毁不了。由吉雷开窍汤转化而成的"鼻渊舒口服液"现已成为治疗鼻科疾病的常用中成药，1985 年曾以"熊大夫祖传鼻炎灵口服液"出口香港；1960 年整理前人左登城、沈媲书及个人经验，写成的《温病条辨总歌括》，晚年集先祖治喉及个人经验于病榻前所著《熊氏喉科秘书》，都传了下来。

还有一个损毁不了的，是父亲热爱中医的心和他的书法修养，这些也传给了后辈。受父亲影响，我的一生都奉献给中医耳鼻咽喉科事业，竭尽所能，从无一丝犹豫。另外，从总角之年起，至今虽已年逾古稀，我仍坚持每日练习书法，从父亲手把手教导到今天独自挥毫，写字之时，我感觉父亲就在我身边。

余观此书，父亲音容笑貌犹在眼前。感谢四川省中医药管理局组织编写此书，感谢谢慧同志等为编写此书付出心血的后学们，希望父亲的学术思想、临证理念能宣化承流。

熊大经

2017 年 10 月

编写说明 ————————————————————————

　　熊雨田一生波澜壮阔，既承家传，又采名师之长，在中医耳鼻咽喉科上独树一帜，造诣精深，博学多识，仁心仁术，振逆救危，声望卓著：创铁板吹喉丹活人无数；立吉雷开窍汤效若桴鼓；著医书、兴医校，育人传道。作为其后学，我没有机会亲眼拜谒老先生，但是在本书的编写过程中，我通过与熊老先生的后人交流，整理熊老先生的笔记，感受到了其学术思想的魅力和生命力。

　　关于本书的编写，我们主要采取实地考察、亲属访谈、资料查阅等方式收集编写内容。例如，我们曾先后数次前往重庆市中医院耳鼻喉科、药剂科及熊氏祖居地考察、收集资料；另一方面，我们通过与熊雨田老先生的后人，尤其是其耳鼻咽喉科继承人熊大经先生多次交流，跟随其临床实践等方式挖掘熊雨田老先生的生平事迹及窥见熊雨田老先生的临证经验；最后，我们翻阅文献，包括熊大经先生提供的研究资料、地方志及与熊雨田老先生有来往之人的相关资料，进行剖析、总结。当然，由于历史的阻扼，一些资料很难考证，例如，我们知道熊雨田老先生的曾祖、祖父边行医边从云南、江西、广东、广西等地将药材购卖至重庆，为其父熊吉之建立"永生堂"积累了医药基础，但由于年代久远，且当时熊氏家族颠沛动荡，关于熊雨田老先生的曾祖、祖父的姓名、事迹皆不可考，虽有零星资料间接显示熊氏一门可能由江西迁入，但本书暂未收录这一论点，其曾祖、祖父姓名在传承图中仍以空白显示。另外，为了便于读者阅读、学习，老先生原处方中的剂量"钱"我们均进行了折算，以"g"为单位。

参与本书编写之诸位多为熊雨田先生传人，力求真实地还原出熊雨田先生的生平、经历及学术历程。无奈本书所涉之事年代久远，兼之学术参差，门户之见、个人观点在所难免，本书所涉及之内容若有不妥甚至谬误之处，恳请读者提出宝贵意见。

本书编写的经费来源于四川省中医药管理局"川派中医药名家系列丛书"项目，本书在编写过程中得到了熊大经教授、亓鲁光教授、熊大慧教授等熊雨田老先生家人，以及重庆市中医院雷刚教授、杨敏教授、太极集团等的大力支持和帮助，在此一并感谢！

谢 慧

2018 年 3 月

目　录

001　　**生平简介**

005　　**临床经验**

006　　　一、咽喉科医案

006　　　　1. 乳蛾

014　　　　2. 喉痈

018　　　　3. 喉风

021　　　　4. 白喉

024　　　　5. 梅核气

026　　　　6. 喉痹

036　　　　7. 喉喑

042　　　二、口腔病医案

042　　　　1. 口疮

045　　　　2. 口糜

047　　　　3. 舌痈

049　　　　4. 舌衄

050　　　　5. 牙疳

052   **三、鼻科医案**

052   1. 鼻衄

054   2. 鼻渊

057   3. 鼻鼽

061   **四、耳科疾病**

061   1. 耳疮

063   2. 脓耳

067   3. 耳鸣耳聋

071   **学术思想**

072   **一、重视经典，尤重温病**

072   1. 理宗《内经》

077   2. 取意仲景

082   3. 尤重温病

088   **二、五脏合参，尤重肺、脾、肝**

089   1. 肺主宣，脾司升，肝为枢

098   2. 心为君主，肾为根本

101   **三、整体与局部并重，重视脏窍相关性，五诊合参**

101   1. 整体与局部并重

103   2. 脏窍相关在耳鼻咽喉疾病诊治中的作用

107   3. 整体辨证为核心，注重局部

109   **四、尤重喉科**

110   1. 治疗喉科疾病应整体与局部并重

114   2. 强调利枢机，创立枢机汤与枢机穴

118   3. 对咽喉生理病理的认识

126   **五、针药并用**

126   1. 针药并用的概述

127   2. 重针灸在耳鼻咽喉科的体现

132　　　　　3. 重 "灸" 思想

134　　　　　4. 刺营疗法在耳鼻咽喉科的应用

137　**学术传承**

138　　**一、第二代传承代表人熊大经**

138　　　　　1. 学术思想传承

146　　　　　2. 热心中医事业，胸怀学科发展

147　　**二、第三代传承人谢慧及张勤修简介**

147　　　　　1. 张勤修

148　　　　　2. 谢慧

151　**论著提要**

152　　**一、《温病条辨总歌括》**

153　　　　　1. 上卷

159　　　　　2. 下卷

162　　**二、《熊氏喉科秘书》**

171　**学术年谱**

173　**附录　方剂组成**

179　**参考文献**

生平简介

熊雨田

　　熊雨田（1912—1963），字岂沛，重庆市人，出生于中医世家，祖上三代业医。熊老先生曾任重庆市人民代表、政协委员，中华医学会耳鼻咽喉学会理事、副主任委员，中国科学院四川分院中医中药研究所特约研究员等。

　　熊老先生从小在三代行医的儒医环境中长大，自幼随其父熊吉之先生（清末喉科名医，治喉疾有独特之经验，尝以治疗乳蛾、喉风、白喉、喉痛等疾有奇效而名噪川内外）习医，幼承庭训，鸡鸣即起，每日天未明即庭前诵读四书五经，稍长即闭门苦读《内经》《难经》，随后即开始背诵《伤寒论》《金匮要略》《温病条辨》等医籍，未及弱冠即能单独诊治一些喉科疾病，及至晚年亦能全文背诵这些经典医籍。为了全面学习中医，熊老先生曾师从当时一沈姓名医学习中医内科，随后又专赴泸州向一陈姓名医学习针灸，后在重庆针灸医院学习，与龚志贤、郑惠伯、唐阳春等名中医同窗。因而熊老先生既承家传，又采名师之长，在中医理论上有坚实的基础，熔中医内科、外科、针灸及耳鼻咽喉科于一炉，在中医耳鼻咽喉科上独树一帜，造诣精深，博学多识，声望卓著。民国时期，行医于其父所创之重庆"永生堂"。

　　清末民初，战乱频频，民不聊生，卫生及医疗条件俱十分简陋，一些轻微的疾病，包括一些耳鼻咽喉科疾病，如临床常见之乳蛾（今之扁桃体炎），亦因医疗条件简陋、医疗水平低下而使人毙命。由于喉科病人增多，在治疗喉科疾病时，熊老先生发现除全身用药外，局部用药也是必不可少的，局部与全身同时用药，可达事半功倍之效，因而研制出局部所用之药铁板吹喉丹。新中国成立后，熊老先生将铁板吹喉丹处方无偿献给国家。该方用于临床多年，至今一直都在重庆市中医院应用。在抗生素尚未问世之期，铁板吹喉丹对治疗喉科疾病无疑起了十分重要的作用。

　　熊老先生一生热爱中医、学习中医、宣传中医，并在多种场合介绍中医，晚年生病期间还曾在四川医学院、重庆市第三人民医院等进行学术讲座，以弘扬祖国医学。熊老先生与西医同道多有交往，常在一起相互交流心得，探讨学术。20世纪四五十年代，肺结核肆虐，当时西医治疗多不满意，熊老先生即与西医同道多次研究治疗方案。重庆江北干部疗养院（西医院）专门划出病区，作为熊老先生用中药治疗空洞性肺结核的科研观察之地。经多年的观察，熊老先生总结出一整套治疗方案。一些西医同道多钦佩这位老中医之开明和严谨的治学、科研态度，现健在的老一辈西医同道谈及此事仍感慨万千，认为他作为一个中医能如此开明，尊重现代科学，与西医携手合作在当时真是难能可贵。

熊老先生为便于后学、总结经验，曾于1960年整理前人左登城、沈媲书及他本人的经验，写成《温病条辨总歌括》。晚年集先祖及个人治喉经验于病榻前著有《熊氏喉科秘书》，可惜未及付梓即辍笔谢世。

熊老先生在多年的临床实践中，除尽得熊氏家传外，还从历代医家所著之文献中汲取营养，从而形成自己独特的诊疗思想，临床遣药一改前人治喉疾过用清热泻火、苦寒攻伐，疗鼻疾辄用辛温芳香、走窜耗气，治耳疾过用补益肝肾、滋腻恋邪之弊；治喉疾每以疏风宣肺为主、清热利咽为辅，疗鼻疾多以辛凉宣散为主、清胆泻火为辅，治耳疾多以理气活血为主、补肾培本为辅。临床常根据喉科疾病之特点，在内服药的基础上，多辅以自制之外用药及针灸（金针）等进行辨证施治。

熊老先生接受现代医学的新思想，在局部检查方面，亦常借助间接喉镜等检查声带疾患，并认为用此可扩大中医望诊范围，充实四诊内容。熊老先生对嗓音疾病之治疗尤有独到之处，尤其对于声带小结、声带息肉、声带闭合不全等严重影响歌唱家及职业用嗓者之喉科疾病有令人满意之疗效。熊老先生治疗喉疾在采用内服药及外用药（自制铁板吹喉丹）的同时，还结合五运六气、子午流注辅以针灸治疗（金针及自制药线），个别病人还配合经络循行之部位予以咽喉局部按摩以增强疗效。另外，在治疗喉痈等疾患时还有效运用三棱针、喉刀等刺破或切开排脓。

抗日战争时期，各界人士云集陪都重庆，熊老先生淡泊名利，责己重以周，待人轻以约，故各界朋友、社会贤达多乐于与之交往。熊老先生与西医耳鼻咽喉科同道如姜泗长、彭吉仁、周继福、李宝实等交往颇多。

由于熊老先生治疗嗓音疾病有很好的疗效，新中国成立前及成立初期，常有国内著名的歌唱家、教师及职业用嗓者前往求治。歌唱家郭兰英、京剧大师周信芳等皆因患喉疾而专赴熊老先生寓所求治，经治后皆痊愈而及时上台演出。

　　熊老先生一生离不开书，不仅博览群书，还藏书颇丰。其藏书多为线装书，有的还用红木书箱装藏。他每年夏天都要晒书扫尘，每隔两年，都要花很大精力对藏书重新整理温习。

　　儒医往往也是书法高手，熊老先生每天都以土红泡水练习书法，写得最多的是颜真卿、虞世南、《张迁碑》、《石门颂》等，对颜真卿《麻姑仙坛记》碑情有独钟，还收藏过石涛、张大千、徐悲鸿等名家的字画。熊老先生跟张大千、徐悲鸿等国画大师曾有交往，他们对"永生堂"也有画作相赠，张大千赠的是一幅泼墨的荷花。熊老先生临诊每亲笔书方，病因脉治之医案书于前，简明精要而又具体，君臣佐使之药味列于后，配伍严谨且注明炮制及煎法，字体清秀俊逸，笔势潇洒。熊老先生不唯精于小楷，对大字亦有功力，常作横额，每字逾尺，遒劲有力，深厚古朴，自成风格，可称得上是一位优秀的书法家。熊老先生的书艺，也传给了其子熊大经教授。受父亲影响，熊大经教授写得一手碑风浩荡的好字。

　　大凡中医界公益事业，熊老先生皆乐于参与，故在中医界声望颇高。1946年，重庆市议会通过了成立重庆市立中医学校的决议案，同年6月，重庆市中医学校筹备委员会正式成立，由熊雨田、吴棹仙、曹燮阳等9人组成筹备委员会。1952—1954年，熊老先生被选为重庆市人民代表，从1955年起任重庆市第一届政协委员。他还曾先后担任中华医学会耳鼻咽喉科学会理事、副主任委员，中国科学院四川分院中医中药研究所特约研究员，重庆市第二中医院副院长，直至去世。

　　纵观熊老先生的一生，拥有仁爱博大的胸襟，呕心沥血地精究方药、治病救人，故才有了"铁板喉丹济世长，无私仁心青史留"之美名。所幸，熊老先生虽已辞世，但后继有人学岐黄，其子熊大经教授现仍致力于耳鼻咽喉科，延续其学术思想并将之发扬光大。

临床经验

川派中医药名家系列丛书

熊雨田

一、咽喉科医案

1. 乳蛾

【案例 1】

李某，女，22 岁。1957 年 5 月 30 日就诊。患者自诉 3 天前因外感引起咽部疼痛，当时未引起重视，自服清热药无效，继则汗出头痛，口干欲饮，右喉关肿大灼热，犹如鸽蛋，咽痛，右侧为甚，吞咽困难，伴有高热，体温 39.5℃，颈下小核，触之碍手，大便干，小便黄。查见双喉核肿大，其色灼红。舌质红，苔薄白，脉象浮数。

势属风热侵袭，激引肺胃火邪上逆，以致咽喉肿痛。因喉为肺系，邪热蕴结，故灼热不已，风为阳邪，其性疏泄，故汗出不已，脉来浮数。治宜泻心汤釜底抽薪，直折火势，兼以金银花、连翘、射干等解毒消肿。

大黄 10g（另包）　黄芩 10g　　　　　黄连 12g　　　　　金银花 12g

连翘 10g　　　　　玄参 15g　　　　　射干 10g　　　　　桔梗 15g

淡豆豉 10g

2 剂，水煎服，每日 1 剂。

并针刺合谷、少商（点刺放血）。将铁板吹喉丹吹于患处。

嘱患者将大黄用沸水冲泡后与其他诸药所熬之药液同饮，服药期间严密观察大便情况，如一日大便次数超过 6 次，或咽痛锐减，则服药时不加入大黄液。

二诊：2 剂后患者复诊，自诉服药当晚体温恢复正常，咽痛明显减轻，大便日三四行。查见咽部及双侧喉核仍微充血。因高热易伤阴，泻热剂也易伤阴，故予以宣肺利咽益阴之品，既宣泄余邪，又生津润燥。

荆芥 10g　　　　　薄荷 10g　　　　　桔梗 15g　　　　　天花粉 12g

石斛 10g

3 剂，水煎服，每日 1 剂。

3 剂后痊愈。嘱患者仍暂坚持忌宜：饮食清淡，暂忌香燥、甜腻之品。

按：乳蛾，指喉核病变。因在多数病变情况下喉核肿大，形如乳头或蚕蛾，故称乳蛾。泻心汤方出自《金匮要略·惊悸吐衄下血胸满瘀血病脉证治》，用以治疗"心气不足，吐血，衄血"。后世医家据此多认定该方是用以治疗心中烦躁，不得安宁，消化道及五官出血。究其病机，多为胃热炽盛，上扰于心，或邪热迫血妄行之吐血、衄血。

在临床中，熊老先生常根据该方的配伍原则治疗乳蛾。泻心汤内药味只三味——大黄、黄芩、黄连，却配合巧妙，药效卓然。清热泻火之黄连与攻下泻热之大黄相配，大黄能提高黄连的清热泻火作用，黄连能加强大黄推墙倒壁之功。《尤氏喉科秘书·喉症治法》中曾言："凡喉证……须问其大便是否通利，证候虽加，不过浮火上攻……若二便不通，必内有实火。"可见泻下法在咽喉实证的治疗中极为重要。黄连、黄芩药性大抵类似，唯黄连专攻中焦炽张之邪热，而黄芩主清上焦之实火；临床上又有黄连主要作用于局限性的热毒，而黄芩取用于弥漫性、泛发性的热毒之说。咽部，就脏腑而言，属于中焦胃系，就部位而言，属于上焦，因此黄芩、黄连可广泛地适用于咽部急性热病的清热解毒之中。

鉴于该方清热泻火之力峻猛，使用时应严格控制、把握适应证。此外还需要注意以下几点：①虚火乳蛾，乃由肺肾阴虚，虚火上炎所致，须滋阴降火，不宜本方。②体虚便溏者一般而言不能使用本方。辨证确属邪热内炽者，可运用本方，但切记观察服方者病情及大便情况：一旦咽痛明显减退，扁桃体充血、水肿减轻，应减量或停药，改用他方；体实强壮之人一日大便不应超过4次，老人、小儿、妇人一日大便次数应控制在3次以内，以免伤及正气、中阳，有变生他证之虞。③本方为清热泻火之刚剂，除直折火势之外，应掌握中病即止的原则，以免多服损伤脾胃。

【案例2】

刘某，男，30岁，1958年7月20日就诊。患者咽痛，高热39.5℃，喉核肿大，伴畏寒发热，吞咽困难，汗出，小便黄、量少，大便干结，自行服用清热解毒药物，症状未见缓解。查见双侧喉核肿大，直逼悬雍垂，尚未有脓点出现。舌红苔薄黄，脉细数。

此乃太阴风温，邪在卫分，故有畏寒发热；然邪热炽盛，初传气分，郁于上焦，故咽痛而乳蛾肿大，此当"在卫汗之可也，到气才可清气"，故宜辛凉平剂银翘散加减主之。

牛蒡子 10g　　　　生甘草 10g　　　　桔梗 15g　　　　鲜芦根 10g

鲜生地黄 30g　　　金银花 10g　　　　胖大海 9g　　　　连翘 10g

玄参 15g　　　　　浙贝母 9g　　　　　麦冬 12g　　　　　淡竹叶 9g

2 剂，水煎服，每日 1 剂。

外用铁板吹喉丹。

二诊：上方服 2 剂，药后热解，咽痛略有好转。此乃卫分邪去，而气分余邪尚在，继以凉润之药清之通之。

玄参 12g　　　　　麦冬 12g　　　　　瓜蒌仁 10g　　　　板蓝根 9g

桔梗 20g　　　　　生甘草 10g　　　　金银花 10g　　　　鲜生地黄 30g

连翘 10g　　　　　玄明粉 10g

2 剂，水煎服，每日 1 剂。

继用铁板吹喉丹。

按： 本案初期为风温外袭，邪在卫分，"到气才可清气"，初起未到气分，故患者自服清热解毒药无效，然温邪传变最速，邪尚在卫，即传气分；故以辛凉平剂为主，轻以去实。然此病人乳蛾红肿，故加以玄参 15g；邪传气分，是渐入肺也，故加以鲜生地黄、麦冬保护阴液；再加以胖大海解毒利咽。二诊卫分已解，气分邪气犹存，脏腑辨证即谓此乃肺胃内有积热，《医林绳墨·卷七》指出，"咽喉之症皆由肺胃积热甚多"，故二诊继以甘润宣通、解毒利咽之法治之。方中玄参、鲜生地黄、桔梗，甘润宣通，合以连翘、金银花、板蓝根，亦清泻肺胃之热；大便仍未解，故以瓜蒌仁凉肺润肠，同时加玄明粉以通腑泄热，釜底抽薪。再加以铁板吹喉丹外用消炎止痛，化腐生肌，利咽排脓，解毒消肿，内外兼用。

【案例 3】

何某，男，34 岁，1959 年 5 月 5 日就诊。患者诉咽痛、咽干、梗阻感十余年，然今日出现恶寒、发热，吞咽困难，声音嘶哑，咽痛尤为明显，体温 38℃。查见其咽部充血，喉核红肿，将越喉关，其表面附有黄白色分泌物。舌质红，苔薄白，脉数。

患者咽痛、咽干、梗阻感已逾十年，多系由阴虚津少，虚火上炎，故咽痛明显，肺阴不足，气机失调，咽喉失于濡养，故咽干，梗阻感明显。又外感风寒，外邪束表，正邪交争，故畏寒发热，咽痛，吞咽困难，声音嘶哑，局部见咽部充血，喉核红肿。舌红，苔薄白，脉数均为肺肾阴虚，虚火上炎兼外感风热之征。其治当滋养阴液，降火利咽为主，兼以清热解表。肺为娇脏，故治疗宜滋养肺阴，待虚火自降，可利咽喉。佐以清轻升散之品来解表，又顺应上焦脏腑特性，故选金银花、腊梅花、连翘等以清热解表。

玄参 15g	麦冬 15g	浙贝母 10g	白芍 10g
薄荷 10g	金银花 9g	腊梅花 9g	连翘 10g
射干 9g	生甘草 10g		

4 剂，水煎服，每日 1 剂。

二诊：上方服用 4 剂后，患者复诊，诉咽痛、咽干、吞咽困难明显减轻，恶寒发热症状已消失。体温降至正常，查见咽部红肿减轻，舌质淡红，苔薄白，脉细。服药之后，患者表证已解，着重治本，以养阴清肺汤加减用之。

玄参 15g	麦冬 15g	浙贝母 15g	牡丹皮 10g
白芍 10g	薄荷 6g	金银花 9g	腊梅花 9g
连翘 10g	射干 9g	五味子 9g	砂仁 9g
生甘草 6g			

4 剂，水煎服，每日 1 剂。

三诊：上方服用 7 剂后，患者复诊，自诉咽痛已消失，梗阻感明显减轻，但咽干。查见咽部仍然暗红，喉核肿大，表面分泌物已经消失。舌质淡红，苔薄白，脉细。服药后，患者表证已解，着重滋养肺肾之阴以治本，加生地黄、石斛等。

玄参 15g	麦冬 15g	浙贝母 15g	牡丹皮 10g
白芍 10g	射干 9g	五味子 9g	砂仁 10g
生甘草 6g	生地黄 50g	石斛 15g	黄精 15g

10 剂，水煎服，每日 1 剂。

10 剂后告愈。

按：乳蛾之病程迁延，反复发作者，多为虚证或虚实夹杂证。病久更甚，或可诱发喉痛、水肿、心悸等全身疾病，尤当注意。其诊断较为容易，但若反复发作，往往由急性转为慢性，故早期治疗较为关键。若早期救治不及时，病程反复迁延，则后期多变为阴虚虚火上炎之证，其治当养阴降火。养阴清肺汤实乃养阴降火之良方也。

养阴清肺汤始载于《重楼玉钥·又论喉间发白治法及所忌诸药》，组方精炼，仅8味药，原方组成为生地黄、麦冬、生甘草、玄参、贝母、牡丹皮、薄荷、炒白芍。组方之本意乃是治疗当时流行的传染性极强的疾病——白喉。白喉一病属温病范畴，系感受时疫毒邪引起的热性传染病。多由素体阴虚蕴热，复感时邪疫毒所致。方中用生地黄、玄参、麦冬滋养肺阴，以达水火相济，津液充足而润喉；牡丹皮祛痰消肿，白芍养阴而补血，使新血生而瘀血自去；浙贝母散结解毒、清热化痰。诸品共奏滋养肺阴、润燥消炎之效。此亦王太仆"壮水之主，以制阳光"之用也。长期以来，养阴清肺这一原则始终被后世医家奉为圭臬。熊老先生此处巧借前人养阴清肺汤之妙方，化裁疗此阴虚火炽之乳蛾实为精当。且先生养阴亦循序渐进，必待邪实渐去，而渐增养阴之力，终得虚阴得补，虚火得降。

【案例4】

赵某，男，20岁。1958年8月3日就诊。患者自诉7天前进食辛辣后即感咽痛，吞咽尤甚，症状逐渐加重，伴发热，曾自行服药未见缓解，现仍咽痛明显，言语时张口受限，如口中含物。小便黄，大便稍干。查见双侧喉核嫩红赤肿，右侧更甚，双侧喉核于悬雍垂处相触，悬雍垂被推向左侧，双侧喉核表面满布白色腐膜，易撕脱，撕脱后无明显出血。舌质红，苔黄，脉弦数。

患者乃青年男性，素体阳盛，过食辛辣，而致肺胃热盛。火热之邪犯及喉核，灼腐肌膜则喉核红肿，表面生白色假膜；热结咽喉，气血壅阻，则咽痛剧烈。发热，小便黄，大便秘，舌红，脉数，实乃肺胃热盛之征。其治以清热解毒，消肿利咽，方选银翘马勃散加减。

黄芩 15g	黄连 10g	牛蒡子 15g	马勃 10g
连翘 15g	陈皮 10g	僵蚕 12g	玄参 15g
薄荷 10g	桔梗 20g	板蓝根 9g	射干 9g
贯众 10g	大枣 12g		

3剂，水煎服，每日1剂。

二诊：3剂后，患者复诊，仍诉咽痛，呼吸及言语受限无明显改善，因咽痛而眠差、食少，小便黄，大便稀溏。

连翘 12g	射干 9g	白马勃 10g	牛蒡子 15g
薄荷 20g	僵蚕 12g	玄参 15g	贯众 10g
黄芩 12g	黄连 9g		

3 剂，水煎服，每日 1 剂。

三诊：3 天后，精神好转，咽痛及吞咽困难明显好转，已能进流质及水液，睡眠明显好转，双喉核肿胀减轻。原方继服 3 剂。

四诊：守方 3 剂，咽痛更减，饮食增加，呼吸通畅。原方再进 3 剂。

五诊：3 天后，患者咽痛消、呼吸通畅，喉核无充血肿胀，伪膜完全脱落，疾病得瘥。

按：关于乳蛾，文献记载颇多。《医学心悟·咽喉口舌齿唇》谓："状如乳头，生喉间，一边生者名单乳蛾，两边生者名双乳蛾。"《医述·杂证汇参》道："热气上行，结薄于喉之两旁。近外肿作，以其形似蛾，是所谓乳蛾，有双单之分。"《咽喉脉证通论·乳蛾》："其状或左或右，或红或白，形如乳头，故名乳蛾。一边肿曰单蛾；两边肿曰双蛾；或前后皆肿，白腐作烂，曰烂头乳蛾。初起必发寒热。"《喉科指掌·乳蛾门》谓："此症因肺胃郁热，红肿烂斑大痛，难于饮食。"

本案之乳蛾，患者青年男性，阳气盛壮，过食辛辣刺激之物而病，证属肺胃郁热，壅结咽喉。肺胃热盛，火毒循经上攻咽喉，熏灼喉核，则喉核红肿，吞咽疼痛；灼腐肌膜，化腐成脓，则喉核表面有脓。

本案治疗，法当清热解毒、泻肺利咽，使肺胃郁热得清，则红肿疼痛自愈。方用银翘马勃散加减。银翘马勃散出自吴鞠通《温病条辨·上焦篇》，主治湿温喉阻咽痛。吴氏认为："肺主气，湿温者，肺气不化，郁极而一阴一阳之火俱结也。"喉即肺系，其闭在气分者即阻，闭在血分者即痛也。方中连翘清热解毒，开泻肺气，使肺气得宣，则湿气得化；牛蒡子疏散风热，利咽散结；射干解热毒，利咽喉，马勃解毒消肿，为治咽喉病要药；更加黄芩、黄连、板蓝根、贯众以增清热解毒之功；加玄参利咽喉，开血分痹结；薄荷、桔梗、僵蚕助宣肺利咽之力，陈皮、大枣健脾养胃，防过度寒凉之弊。

【案例 5】

李某，女性，56 岁，1960 年 2 月 1 日就诊。患者自诉咽部疼痛剧烈，连及耳根，吞咽时痛甚，痰多，伴发热，咳痰，痰黄稠，口臭，腹胀，便秘，小便黄。

查见咽喉红赤，双侧喉核肿大越过喉关，形如鸽蛋，表面不平，酪渣样分泌物附着。舌红，苔黄厚，脉数。

患者自诉平素嗜食辛辣。此则脾胃蕴热，热毒上攻于肺，结聚于咽喉，发为乳蛾。其治宜清泻肺胃，利咽消肿，予清咽利膈汤加减。

连翘 10g	栀子 10g	黄芩 6g	薄荷 9g
防风 9g	金银花 9g	玄参 12g	大黄 3g（后下）
桔梗 15g	黄连 6g	荆芥 10g	瓜蒌 9g

4剂，水煎服，每日1剂。

二诊：2月5日患者药毕就诊，诉咽痛、咳痰等症状较前改善，仍觉发热，咳痰，口臭，腹胀，眠差。查见咽喉黏膜稍充血，双侧喉核肿已少消，未见酪渣样分泌物附着。舌红，苔黄，脉数。仍宗原方之意，上方去大黄、黄连，加木香10g，服4剂。

三诊：2月9日患者来诊，诉咽痛、咳痰消失，然发热、腹胀等症改变不明显，大便溏。查见咽喉黏膜稍充血，双侧喉核已无肿大。舌红，苔薄黄，脉缓。原方得效，核肿得消，则肺胃之热已渐消，故仍宗原方之意，乘胜追击，黄芩加至9g，加炒白术10g，茯苓12g，柴胡9g。又服4剂。

四诊：2月14日患者复诊，发热、腹胀等诸症皆消，大便成形，仅咽中偶有不清利感。查见咽喉黏膜色淡红，双侧喉核无肿大。舌淡，苔薄，脉弦。此乃余邪已去，而肺气一时难以宣散复常，再稍予宣肺清利，助肺之宣降复常。

连翘 10g	薄荷 9g	桔梗 12g	川芎 9g
白术 15g	生黄芪 20g	生甘草 6g	

2剂，水煎服，每日1剂。

按： 患者症见咽痛剧烈，连及耳根，痰多，伴发热，咳痰，痰黄稠，腹胀，口臭，舌红，苔黄厚，脉数，全然一派脾胃蕴热、邪热上攻之象，故初诊主以清泻肺胃，利咽消肿，稍辅以养阴生津，防止邪热炽而津液伤。上攻之火焰易退，而釜底之薪火难以速灭，故一诊后，咽痛消，喉核变小，然发热、咳痰、口臭、腹胀等肺胃热盛之症仍未减退，故当继予清胃泻肺。加木香者，乃虑胃火炽盛，壅塞中焦气机，腹胀难消，故以一味木香利中焦之气机，气机畅则火热得散，此亦取"火郁发之"之意。然三诊患者腹胀仍在，而大便已溏，或前方过于清泻宣利，而患者脾胃不耐，中焦升降失常，腹胀且现便溏，故在三诊时加黄芩之量，以引诸药更清肺热，而以白术、茯苓健脾益气，固护中焦，补中焦之气，助中焦之运。四诊果然获效，肺热亦去，而中焦渐复，唯肺热去而肺气之虚亦显，故以黄芪益肺、白术健中，再加以宣利上焦，则气机升降复常，而诸症可除。本案之治，实则须注意虚实之别：是实是虚，实多虚少，抑或虚多实少。初期肺胃热盛为主，则主以清胃泻肺，利咽消肿，稍辅以养阴生津，后期邪热退而虚象显，则当注意补虚。尚有一事尤当注意，则是清热尤当注意固护脾胃，防止寒凉之伤中，医者不可不知。

【案例6】

唐某，女，41岁，1957年2月10日就诊。诉咽痛、咽干，吞咽时痛甚，伴畏寒、头昏、头痛、项强、乏力，平素易感冒，纳差，眠可。查见咽部黏膜充血，左右喉核均已越过喉关，以左侧为甚。舌质淡，苔薄白，脉浮。

此因患者素体气虚，卫表不固，最易外感邪毒，结聚咽喉，而发为乳蛾。予人参败毒散最妙。

人参 3g	柴胡 9g	桔梗 12g	茯苓 12g
枳壳 15g	前胡 9g	川芎 9g	生甘草 9g
羌活 9g	细辛 6g		

5剂，水煎服，每日1剂。

二诊：5剂药毕，患者于2月15日复诊，咽痛较前稍减，但仍感咽干，项强，乏力。查见咽黏膜稍充血，双侧喉核肿大已全部消退。舌质淡，苔薄白，脉缓。仍宗原意治之，上方去茯苓，加麦冬12g，生地黄15g，黄芪20g，葛根10g，桂枝9g。再予5剂。

三诊：2月20日，患者复诊，诉咽痛、咽干等症状消失，但仍畏寒，乏力，项强。查见咽黏膜无充血，双侧喉核无肿大。舌淡，苔薄白。此乃外邪已去，而正虚尽显，可予小建中汤建其中州之气，后天得补，中州得运，则气生而有源。

桂枝 9g	芍药 9g	生姜 6g	甘草 6g
大枣 10g	葛根 15g	炙黄芪 30g	炒白术 10g

5剂，水煎服，每日1剂。

四诊：5剂药后，乏力、项强等症状消失，偶有恶风之感。舌淡红，苔薄白，脉细。此则中州之气得建，而肺气宣散尚不及，肺卫不宣，卫外不足，则有恶风之感，再改用人参败毒散加减，补中宣肺，以实卫表。

| 人参 3g | 柴胡 10g | 桔梗 12g | 枳壳 10g |
| 生黄芪 20g | 炒白术 10g | 炙甘草 10g | 大枣 10g |

5 剂，水煎服，每日 1 剂。

若无不适，不必复诊。

按：患者症见咽痛，咽干，吞咽时痛甚，平时畏寒，头昏、项强，伴乏力，平素易感冒，舌质淡，苔薄白，脉浮，故辨证为气虚外感。初诊之时，邪实尚重，首当祛邪，以人参败毒散最为适宜，益气解表，治伤寒时气，头痛项强，及寒壅咳嗽，鼻塞声重等症，一则直祛外邪，二则益气以鼓邪外出。三诊时，则外邪大去，缘脾胃之不足，气生而乏源，故仍乏力而项强，当主以建中。中州之气得建，又当促气之宣散，以实卫表，故四诊时再予人参败毒散加减，宣卫实表，而诸症可除。此病案不仅示人以邪正虚实之变，更教人以明其升降，补中生气而不忘升气，方能补而不滞，而使脾胃终司其职。

2. 喉痛

【案例 1】

刘某，女，35 岁，1953 年 3 月 27 日就诊。诉咽喉肿塞，浆粥不下，已逾几日而肿仍不消退，曾于某医处针刺，而疗效不显，纳眠差，小便黄，大便干结。查见喉关左侧赤肿，尚未成脓，悬雍垂稍向右偏。舌红，苔黄，脉浮数。

追问知患者十余日前曾患感冒，未及时就医，后鼻塞、喷嚏、发热等症消失，而咽喉出现肿痛。此乃外邪入里，邪毒化热，热毒搏结喉关而致。曾有张戴人以"当归、荆芥、甘草煎，使热漱之，以冷水拔其两手"而治喉痛甚效，"不及五六日，痛减肿消，饮食如故"，当归活血，荆芥宣风散热，甘草清热解毒利咽，乃疗喉痛之三大要点也，今仿其意而处方。

| 当归 10g | 荆芥 9g | 生甘草 6g | 薄荷 9g |
| 连翘 10g | 银花 10g | 玄参 12g | 桔梗 15g |

2 剂，水煎服，每日 1 剂。

若服药难下，则少量频服，甚至冷药水含漱皆可。

同时嘱以冷水拔其两手。

外用铁板吹喉丹吹喉，每日 3 次。

二诊：3 日后，患者复诊，诉咽喉肿痛明显减轻，纳食好转，眠仍差，小便黄，大便干结。查见喉关左侧赤肿稍减。舌红，苔黄，脉数。此乃前方获效，则仍继原方之意，减薄荷，加黄芩 6g，牛蒡子 10g，再进 2 剂，继用铁板吹喉丹吹喉，每日 3 次。而后得愈。

按： 本案之喉痈，为外邪入里，邪毒化热，结聚喉关之证。喉痈其病，病人难耐，传变也快，故治喉痈之火，不容稍待。初诊方中荆芥疏风宣肺利咽喉，消痈肿，散火邪；当归活血消痈肿；甘草味甘性和缓，利咽止痛，消肿解毒；薄荷辛甘凉润，宣肺疏风散火；银花、连翘清热解毒，折邪火之势；玄参养阴生津；凉血利咽；桔梗清热消肿利咽。诸药合煎，共奏清热泻火、消肿散痈之功。因患者浆粥难下，恐药水难服，故嘱其冷药水含漱亦可。铁板吹喉丹清热消肿之力峻猛，局部吹于热毒结聚之喉关，则更能集中力量散其邪火，为治此病之先锋猛将。手少阴心经与手少阳三焦经，君相二火，皆循行于咽喉，若此二火独胜，则热结而咽肿赤痛，故嘱患者以冷水拔其两手，以求散此二经有余之火气，以为辅助。

【案例 2】

刘某，男，30 岁，1955 年 6 月 4 日就诊。诉咽部疼痛伴吞咽困难 3 天，寒热头昏，左侧耳深部引痛，喉关偶有跳痛，涎多不敛，言语困难，大便干。查见双侧舌腭弓处漫肿如蛙腹，黏膜充血。舌质红，苔薄黄，脉弦数。

此亦为典型之喉痈。舌质红，苔薄黄，而喉关漫肿，必是热毒壅盛，偶有跳动，则是已有血败肉腐而成脓之象。其治以清热解毒，消肿止痛，仙方活命饮为佳。

金银花 10g	当归尾 10g	穿山甲 9g	天花粉 15g
山豆根 9g	白芷 10g	防风 6g	赤芍 10g
皂角刺 12g	没药 3g		

2 剂，水煎服，每日 1 剂。

外用铁板吹喉丹吹喉，每日 3 次。

二诊：2 剂药后，诸症减。查见双侧舌腭弓处漫肿渐消，黏膜充血亦退。舌质红，苔薄黄，脉数。故守方加减，原方加乳香 3g，芦根 10g，野菊花 10g。再进 2 剂。

三诊：3 日后，患者复诊，喜诉诸症大减，肿胀消，疼痛止，终以五味消毒饮 2 剂。

按：熊老先生认为喉痈要分三期（初期、中期、后期）治疗。

初期：以疏散风热为法，然此期最短，如不能及时采用疏风清热之剂，可立即取仙方活命饮。此方具有破瘀利气、消痰清热作用，且能宣散，透热外出。然温热之邪传变甚速，故此期也很短暂，至多 2 剂。如肿痒能消散，2 剂即可以解决，否则多用也属徒然。熊老先生常用药有金银花、白芷、天花粉、当归尾、赤芍、穿山甲、大贝母、没药、芦根、重楼、桔梗、甘草。

中期：以清热解毒为主，常用代表方有银花解毒汤、黄连解毒汤之类。如大便闭结，也可酌用清咽利膈汤，甚至大承气汤。常用药有金银花、黄连、黄芩、山栀、大黄、桔梗等。

后期：邪热外泄，余邪残存，可用寒凉清利之法，使残邪清肃。然此时已不宜苦寒剂，当以甘寒为妥，如五味消毒饮之类最合适。

然痈疽的后期，邪热已去，亦多气阴两虚者，故后期亦当注意扶正，益气养阴，若竹叶石膏汤、生脉散之属可选。

【案例 3】

邓某，女，24 岁，1957 年 5 月 11 日就诊。咽喉疼痛，发热恶寒，右咽喉痛甚，伴吞咽困难，大便干结，小便黄浑。查见双侧喉核肿大、红赤，表面脓点，右侧喉核外上方可见红肿突起。舌红，苔黄，脉数。

此病不惟有喉痈，亦有乳蛾，喉关要塞之地，全部红赤肿胀，此诚乃肺胃热盛，毒邪炽烈之象。当以清热泻火解毒为主，疏风托毒排脓为佐。

金银花 15g	生黄芪 20g	山豆根 9g	生石膏 30g
蒲公英 20g	防风 12g	白芷 10g	川黄连 9g
皂角刺 10g	黄芩 9g	当归 12g	酒大黄 9g

2 剂，水煎服，每日 1 剂。

刺法：双耳尖放血一次，当即觉喉痛减轻。配合铁板吹喉丹吹喉，每日 3 次。

二诊：5 月 13 日患者复诊，诉喉痛减轻，可以饮食，大便每日 2 次，稍稀。查见右腭喉核外上方红肿大减，双腭喉核表面脓点消失，舌红苔薄黄，脉略数。

热毒壅盛之势已挫，减用寒凉之品。

防风 10g	白芷 10g	黄芩 9g	生白术 12g
当归 6g	茯苓 15g	桔梗 20g	蒲公英 30g
生黄芪 20g	生甘草 10g		

2 剂，水煎服，每日 1 剂。

三诊：两剂后，患者诉诸症悉除，喉痛已经消失。舌淡红，苔薄黄，脉平。转以调理脾胃为主，稍加养阴之品以复邪热煎灼之阴。

| 南沙参 15g | 茯苓 12g | 生白术 10g | 生甘草 6g |
| 五味子 6g | 麦冬 12g | 玉竹 10g | 桔梗 15g |

2 剂，水煎服，每日 1 剂。

按：本案之热毒炽盛尤其为重，初诊以生黄芪与当归，黄芪可益气养血，同时可托毒生肌，当归养血活血，主要用其二者托毒活血排脓之功，使营血得畅，则不致壅而成腐；加之大黄还有清热解毒，活血祛瘀之功效，于咽喉火毒之症用之良效；防风祛风解热，予邪以出路；黄芩、金银花、蒲公英具有清热解毒之效；皂角刺活血祛瘀通络，对红肿效果较显。诸药合用能祛邪扶正。考虑大热之后定有津伤，且肺喜润恶燥，阳明胃经多气多血，津伤在所难免，故最终用调理脾胃，养阴生津善后。此即熊老先生治喉痛中后期之治法也。

【案例 4】

张某，男，33 岁，1957 年 7 月 2 日就诊。患者诉咽痛、吞咽困难，恶寒发热，口水多，伴头昏 3 天。查见咽部红赤，右侧喉核外上方舌腭弓上段与软腭处红肿，触之较软，悬雍垂充血水肿，被推向左侧。舌红苔黄，脉弦数。

此亦喉痛之热毒困结，化腐成脓者。其治以清热解毒，活血排脓。

金银花 10g	紫花地丁 10g	牡丹皮 10g	蒲公英 12g
生地黄 15g	穿山甲 3g	黄芩 6g	浙贝母 10g
桔梗 15g	菊花 6g	皂角刺 10g	赤芍 10g
当归 10g			

2 剂，水煎服，每日 1 剂。

二诊：2 日后，患者复诊，诉诸症大减，查见喉关红肿亦大消，故原方去穿山甲，稍加生黄芪 15g 以助托脓。再进两剂而愈。

按: 本案患者咽痛、头痛, 疼痛难忍 3 天, 查见咽部红肿, 右侧腭喉核外上方舌腭弓上段与软腭处突出, 证属热毒困结, 化腐成脓。喉痛之为病, 大抵温热之邪, 且其传变最速, 故治必须尽快截留火势, 宣风散火解毒, 同时务必保持营血通畅, 否则反而助邪热而化腐。故本病案首治便以清热解毒、活血排脓。方中金银花、紫花地丁、蒲公英、菊花清热解毒; 牡丹皮、生地黄、赤芍、当归凉血活血以消痈; 黄芩、浙贝母清热排脓以散结; 穿山甲、皂角刺解毒通络, 消肿溃坚; 甘草清热解毒; 桔梗引诸药达病所。由此医案可见, 咽喉肿痛, 治以清热之法时, 当加用活血之药, 可倍清热之功, 使病能速愈。

3. 喉风

【案例 1】

张某, 男, 30 岁, 1954 年 4 月 20 日就诊。患者疼痛难以言语, 由其妻子代诉, 患者咽喉剧痛, 汤水难下, 饮水亦呛咳, 痰涎较多, 语声难出, 呼吸困难, 气促将绝, 伴头痛, 发热。诉 3 日前感冒, 未及时就诊, 昨日即出现上述症状。咽喉处燃红赤肿, 喉关通道明显变小, 间接喉镜窥见声门区亦红肿; 闻及喉间有拽锯声, 吸气时缺盆处凹陷。舌红苔黄, 脉促。

此乃喉风之急症也。此药难入, 且症状较重, 患者不愿住院治疗, 然病情之急实在眉睫, 故以自制长针, 酒精烧火, 灼烧长针, 刺其喉关两旁肿处十余下, 令毒血出, 再以洁净纱布拭去毒血, 并按压片刻以止血, 血止片刻, 予以凉水漱口, 吐水后看喉关两边肿稍消, 所刺之处未再出血, 即用喉枪吹少许铁板吹喉丹于所刺之处周围。已刺咽放其毒血, 其毒势得小减, 再予清瘟败毒饮加减, 必苦寒直折方能截毒火之势。然患者服药困难, 故嘱患者冷药水频频含漱, 若能稍稍咽下药液则更佳。

水牛角 12g	玄参 10g	生地黄 12g	生甘草 10g
黄芩 10g	黄连 6g	栀子 6g	连翘 10g
知母 10g	皂角刺 10g	蓴苈子 6g	生大黄 3g (后下)
北沙参 10g			

1 剂, 水煎含漱。

放凉频频含漱, 少量吞咽, 2 日内服完。同时外用铁板吹喉丹, 每日 3 次。并嘱患者若病情加重, 呼吸严重困难, 务必往医院就诊, 行喉管切开通气。

二诊：2 日后患者就诊，已能稍稍言语，呼吸气促稍好转，喉间拽锯声减小，能下浆粥，然仍咽喉疼痛。查见咽喉、声门区处红肿消退，吸气时缺盆处凹陷明显减轻。舌红苔黄，脉数。药用得法，现患者能食浆粥，则原方再进 1 剂，同时刺少商、商阳放血，继用铁板吹喉丹。

三诊：2 日后患者再诊，自诉疼痛明显好转，进食亦无明显大碍，呼吸明显改善，然自觉口渴厉害，乏力汗出。查见咽喉仅轻微红肿，舌红，苔薄黄乏津，脉虚数，此邪毒大去，余热犹在，故予以竹叶石膏汤加减善后，同时嘱患者可食梨以解口渴。后患者未再复诊。

按： 喉肿不通、呼吸气促、喉中声如拽锯属于急症，刺其肿处，引流毒血，乃一时救急之法。可见中医治病，不仅汤药而已，外科针刺之法亦是非常奇妙的，值得发扬光大。此证刺咽喉以放血，直泻肺胃之毒火，加以铁板吹喉丹清热消肿解毒，并冷药水含漱，可谓针、丹、药并用也。中医治病之法诚多，亦当随证选法。然喉风之病，乃五官之急症也，救治不及时，或可毙命，其治疗当慎之又慎，若呼吸严重困难者，当立即气管切开，以留人治病也。

【案例 2】

黄某，男，6 岁，1957 年 8 月 10 日就诊。咳痰有声，痰难唾出，始起即觉暗哑，至半夜渐转为音嘶，次晨视其喉，下关微有白点，喉中痰鸣声，呼吸稍困难，痰涎壅盛。查见咽喉红肿，喉间痰液多，舌红，苔黄腻，脉滑数。

家人诉此儿平素喜食肥甘。此乃平素不慎荤腥，痰滞俱重，阻遏气机，酿痰为咳，而成喉风也。此证为痰涎热毒俱盛，急当清热解毒，化痰通窍。治以清咽利膈汤加减。

荆芥 10g	黄芩 6g	连翘 10g	黄连 3g
桔梗 10g	南沙参 10g	杏仁 6g	海浮石 6g
川贝母 10g	天花粉 6g	糯米 6g	

2 剂，水煎服，每日 1 剂。

二诊：2 日后复诊，气促即大减，痰涎减少。查见咽喉红肿稍减轻，继以原方减黄连再进 2 剂。嘱忌肥甘厚味。

三诊：2 剂尽，复诊，症状几消，惟痰涎壅盛。舌稍红，苔稍黄腻，脉滑数。予异功散加减用之。

南沙参 10g	茯苓 10g	炒白术 6g	生甘草 3g
陈皮 6g	甜杏仁 6g	海浮石 6g	川贝母 10g
天花粉 6g			

2 剂，水煎服，每日 1 剂。

一年后患者家属因病来诊，诉该小儿三诊后即病瘥，后限制患儿进食肥甘，未再复发。

按：喉风属于急症，然其证亦有虚有实，此治总属肺虚痰停、外感风热之喉风。故以荆芥、黄芩、连翘、黄连清泻外来之风热；此用糯米，取白虎汤之用粳米意，与诸养阴之药合用，有益脾气、滋肺阴之功；《素问·逆调论》谓"一水不能胜二火"，阳胜者必阴虚，汤液疗治，故加清金化热之沙参益肺而生津；患者痰涎壅盛，故以甜杏仁、川贝母、桔梗化痰宣肺利咽，海浮石豁痰定喘，更用天花粉化痰止渴。前诊后急症渐消，而留痰湿为重，故以异功散加减合养阴化痰之药，而最终收功。

【案例 3】

李某，男，40 岁，1958 年 10 月 15 日就诊。咽喉疼痛，吞咽困难，呼吸气促，痰涎多，声音嘶哑，患者诉前日中午与朋友饮酒，酒酣后奔走路途过多，赶路发热，遂脱外衣而走，回家后便恶寒发热、咽喉疼痛、干咳，昨日晨起即出现吞咽困难、气促、声嘶，而痰涎多。查见咽喉红肿，会厌肿胀，吸气时天突、缺盆稍凹陷。舌紫红，苔黄腻，脉滑数。

此乃患者酒后腠理大开，而奔走赶路，感受秋燥而发。盖由肺胃积热，复感风燥，而发为缠喉风。此为急症，不可缓图。即用针刺两手少商穴，随用温水两盅，并以鹅翎探吐，连探 2 次，涌出许多痰涎，病势稍平。继以铁板吹喉丹吹入喉中。中药予清咽利膈汤加减。

桑叶 10g	荆芥 10g	薄荷 6g	金银花 6g
连翘 10g	黄芩 3g	桔梗 12g	牛蒡子 10g
全瓜蒌 6g	浙贝母 6g		

2 剂，水煎服，每日 1 剂。

二日后患者前来喜诉病已全瘥。

按：《古今医鉴·卷九》说："热结于咽喉，肿连于外，且麻且痒，肿而大者，名缠喉风。"缠喉风一症，多数风痰缠喉，来也速，其去也亦速。全在善治者，辨证确当，治当敏捷，方能默收捷效。此案病人喜饮，素有痰湿，外感秋燥，痰更黏稠，与风邪相合，结聚于喉，发为本病。然此尚属轻症，故但用一外刺、一外吹、一内服，而方奏功。

4. 白喉

【案例 1】

谢某，女，7 岁，1956 年 10 月 2 日就诊。1 周前患者始觉咽喉干燥，口干欲饮，此后觉如物哽喉，咽干无痰，身发热，近日发现喉中发白如粉皮样，拭之不去，用力拭之，则出血，现吞咽疼痛，难以饮食，唇燥鼻干，时痛哭，哭声嘶哑，遂来就诊。查见双侧喉核肿大，其上白色假膜覆盖。舌红苔白糙，脉数。

此乃白喉也。夏末初秋之时，燥邪始生，该患儿感受燥疠之气，"温邪上受，首先犯肺"，况平素肾水不足，肺金无水灌注，不堪胃气蒸化，热邪内蕴上蒸，发为白喉重证。证势非轻，宜以清热滋润之法，以养阴清肺汤加减。

玄参 10g	麦冬 10g	生地黄 15g	薄荷 6g
牡丹皮 10g	赤芍 10g	白芍 15g	桔梗 15g
石斛 10g	荔枝核 6g	川贝母 6g	

5 剂，水煎服，每日 1 剂。

外治法以铁板吹喉丹吹喉，每日 3 次。

二诊：服上方后复诊，患儿身热已解，唇燥鼻干减轻，饮水已能吞咽，哭声尚带嘶哑。查见喉间白膜尚存，似有成条趋剥之象。舌红，苔色白，质干，但已不糙，脉细数无力。患儿肺肾之阴未复，再从原意治之，上方去薄荷、川贝母，加胖大海、天花粉。

玄参 6g	麦冬 6g	生地黄 12g	牡丹皮 6g
赤芍 6g	白芍 10g	桔梗 10g	石斛 10g
荔枝核 6g	胖大海 5g	天花粉 6g	

7 剂，水煎服，每日 1 剂。

外治法给予铁板吹喉丹吹喉，每日 3 次。

三诊：药毕后复诊，患儿已恢复饮食，唇燥鼻干减轻，哭声正常。查见喉间白膜消失，喉核仍轻度肿大。舌红，苔白，脉细。继以原法加减，再进 4 剂。

玄参 6g	麦冬 6g	生地黄 12g	牡丹皮 6g
赤芍 6g	白芍 10g	桔梗 10g	石斛 6g

4 剂，水煎服，每日 1 剂。

四诊：患儿症状悉除，查见咽喉复常，其病得愈，未再予方。

按：白喉之名，始见于《重楼玉钥》一书，原称"白缠喉"，并云喉间起白如腐证，其害甚速，此证甚多，唯小儿尤胜，且多传染。自后又有称"时疫白喉""风热白喉""阴虚白喉"和"白喉"，病名虽多，统称白喉为是。

本病为喉科危重病症之一，临床所见甚多。其特点是发病急，变化快，且多传染四邻，危害甚大。患者唯小儿尤甚，成年人间亦有之。新中国成立后，逐年防患，及时接种疫苗，使白喉发病率显著降低，不过间亦有之，有的地区甚至相当严重，切不可等闲视之。临床表现为喉间红肿疼痛，或微痛，继则起白如腐，初起呈白点状，渐则变成条状或块状的病性白膜，其色灰白，或略带微黄，白膜逐渐扩大延伸，甚至蔓延至喉关内外和悬雍垂等处。白膜表面光滑，边缘界限分明，不易剥脱；若强行剥离，则易引起出血，露出一层红肿肉面，但在很短时间内又为新生的白膜所盖住。甚则白膜扩大较快，病情尤重。如扩至气管，往往阻碍呼吸，引起窒息。在熊老先生生活的年代，因生活环境恶劣，医疗水平低下，很多人因此病丧命。

白喉之病，根据病因特点，常分风热白喉、阴虚白喉和时疫白喉。但外因致病，每多兼挟，尤其是时疫白喉，兼证甚多，变化复杂。白喉之治，临床有疏风散热、清热解毒、养阴润燥三大法则。如风热为患，多有肺胃积热内应，或兼挟时疫之气，所以其治以辛凉透表（或称疏风散热法）为主，再随证佐以清热解毒之品。若阴虚为患，每多生热、生燥，或引动肝火犯胃，故治宜养阴清肺为主，再佐入生津润燥，或平肝泻火之品为宜。尤其时疫之气，罹患最杂，变证最多，故宜在清热解毒的同时，兼风热表证者佐入辛凉透表之品，兼气阴虚者佐入益气养阴之品，兼风湿者佐入消风利湿之品。凡此种种全在临证详察，辨证入微，方能切中病机，提高疗效。

此证以《重楼玉钥》治白喉之方养阴清肺汤加减，疗效可见。

【案例2】

胡某，男，3 岁，1958 年 5 月 10 日就诊。患儿发热、呼吸急促 7 天，加剧 1

天，进中药 2 剂无效，遂来此处就诊。高热，呼吸困难，咽喉疼痛难忍，痛哭声嘶，口唇青紫。查见咽部红肿明显，双侧喉核极度肿大，其上白色假膜覆盖，气门将闭合。舌红，小儿指纹脉络紫暗粗大。

患儿素体虚弱，亦受疫气所袭，疫毒入里化热，则出现高热、口唇青紫、舌红。此乃疫毒炽盛之白喉也。当务之急乃解毒泄热，方选达原解毒汤加减。

草果 3g	槟榔 6g	厚朴 6g	生地黄 10g
知母 6g	赤芍 6g	黄芩 3g	浙贝母 3g
射干 3g	牡丹皮 3g	金银花 6g	山豆根 3g
牛膝 6g	马勃 3g		

5 剂，水煎服，每日 1 剂。

外治法以铁板吹喉丹吹喉，每日 3 次。

按： 白喉之病，虽不离风、热、疫、虚，但在发展过程中，又要掌握常中之变，药随证转，方能取效。若风热、时疫之邪已解，多出现正虚邪恋之势，或损伤脾胃，或耗损气阴，又要法随证变，徐徐调治，巩固疗效，自无后患之虑。以上所述养阴清肺汤、达原解毒汤在临床广为所用。验之临床，只有随证化裁，灵活加减，疗效非常可靠。同时，铁板吹喉丹在白喉的外治中，也有非常不错的疗效。

【案例 3】

吴某，男，15 岁，1959 年 10 月 22 日就诊。自诉近日天气燥热，自觉咽喉不适，小便偶浑浊发黄，大便溏泻，口不渴，身无寒热，家人发现喉关处发白，遂来就诊。查见咽腔黏膜色红，喉关处可见白色假膜覆盖。舌苔淡白而薄，脉浮不流利。

本案当属白喉无疑。初秋之季，温燥肆虐，燥热伤肺，发为白喉。其治当以清热宣肺，养阴润燥。方选清燥救肺汤。

桑叶 12g	麦冬 12g	煅石膏 6g	北沙参 12g
阿胶 6g	黑芝麻 10g	生甘草 3g	枇杷叶 10g
杏仁 6g			

3 剂，水煎服，每日 1 剂。

外治：铁板吹喉丹吹喉，每日 3 次。

3 剂尽，病愈。

按：本病乃秋季感温燥而发，满关发白，又兼泄泻，小便浑浊发黄，此肺移热于大肠，病邪自寻去路也。选用清燥救肺汤，名曰清燥，实以滋水，所谓润万物者莫润乎水是也；名曰救肺，实以补胃，以胃液为肺津母也。本方妙在煅石膏一味，石膏经煅，味淡微咸，咸能利尿，尿利，则肠中水分从小便排泄，不止泻而泻自止，即"利小便以实大便"也。

5. 梅核气

【案例 1】

张某，女，40 岁，1954 年 3 月 7 日就诊。平素性格内向，自述近年来生意上亏损较大，情绪不佳，后觉咽喉如有物阻塞，自以为痰，但咯不出，咽之不下，遂越发郁结，近日不思饮食，伴胸胁胀满。查咽喉未见异常。面色淡白，两目无神，舌淡红，苔白润，脉弦细。

此乃肝郁脾虚，痰气交阻之梅核气也。当以疏肝理气、健脾化痰为治。方选半夏厚朴汤加减。

半夏 10g	厚朴 12g	枳壳 10g	紫苏梗 10g
生白术 12g	茯苓 15g	生姜 3g	僵蚕 6g
佛手 12g	炙甘草 6g	郁金 12g	柴胡 10g
白芍 12g			

5 剂，水煎服，每日 1 剂。

同时嘱其尽量自我调节情志，莫再闷闷不乐。

二诊：服上方 5 剂后，患者复诊，自觉咽部梗阻感有减轻，胸胁胀满减轻，但觉口干。舌淡红，苔白润，脉弦细。患者症状有所缓解，故续以原法，上方去僵蚕，加麦冬 12g。

半夏 10g	厚朴 12g	枳壳 10g	紫苏梗 10g
炒白术 12g	茯苓 18g	生姜 3g	佛手 12g
麦冬 12g	炙甘草 6g	郁金 12g	柴胡 10g
白芍 12g			

10 剂，水煎服，每日 1 剂。

三诊：服药已 10 剂，咽中异物感消失，复饮食。嘱其控制情绪，调整心态，培养开朗、心胸宽阔的性格。未再进剂。

按：梅核气是指痰气互结于咽喉所致的以咽部异物感，如梅核梗阻，咯之不出，咽之不下为主要特征的疾病。《金匮要略·妇人杂病脉证并治》云"妇人咽中如有炙脔，半夏厚朴汤主之"，最早描述了"咽中如有炙脔"的症状。《赤水玄珠·卷三》更明确指出："梅核气者，喉中介介如哽状。"又曰："痰结块在喉间，吐之不出，咽之不下者是也。"故用此方以疏肝解郁，化痰散结，加白术、枳壳、佛手、郁金健脾理气，用僵蚕化痰通络，合而治之，使木性调达，气机通利，痰浊得化，病去人安。

《古今医鉴·梅核气》云："梅核气者，窒碍于咽喉之间，咯不出，咽不下，如梅核之状是也。始因喜怒太过，积热蕴酿，乃成痰涎郁结，致斯疾耳。"说明痰气交结，壅滞喉间是发生本病的主要原因。气郁之先，肝气受之。《丹溪心法·六郁》云："气血冲和，百病不生，一有怫郁，诸病生焉。故人身诸病，多生于郁……戴云：郁者，结聚而不得发越也，当升者不得升，当降者不得降，当变化者不得变化也。此为传化失常，六郁之病见矣。"郁之为病，始于肝郁，六郁相因而起。既可因郁而病，亦可因病而郁，敢谓"百病总不离乎于郁"。气郁者，肝郁也，肝气伤，何以致郁？一般来说，多因性情执着遇事不能自宽自解，终是怏闷不乐，精神抑郁，或忧愁思虑过度，致使肝失疏泄之职，疏泄不及，以致肝气郁结，或喜怒无常，性急暴怒，致使疏泄太过，肝气上逆。尤其饮食时恼怒者，易发本病；或脏腑积冷结气，血分受寒，血中之气泣，滞于咽中，复得水湿之气而凝结难出，均可致成斯疾。肝郁日久不解，或郁而化热，或聚湿生痰，或气滞血凝，或克犯脾土，凡此种种，既可相因而起，又可相兼为患。肝郁之为病，每多兼夹，诸因随气积聚，壅结咽喉，为病非止一端，即此谓也。由此知本病多与七情郁结、气机不利有关。

【案例 2】

李某，男，56 岁，1957 年 9 月 3 日就诊。平素患者性情忧郁，夏天喜凉饮，今年大渴饮冷后出现咽喉不适，自觉喉中有痰，咯之不出，饮水不下，时常恶心欲呕，近 2 个月来诸症加重，全身乏力，小便黄赤，大便不爽。咽喉未窥见明显异常。舌暗红，苔黄腻，脉细滑。

此患者因贪凉饮冷，脾为湿困，气为湿郁，郁而化热，中焦湿热，上熏咽喉，且平素性情忧郁，易气结，痰气湿互结，形成咽部不适之梅核气。故治疗当以清热祛湿，行气散结。

| 藿香 12g | 荷梗 10g | 薏苡仁 15g | 佛手 10g |
| 厚朴 10g | 茵陈 12g | 茯苓 15g | 紫苏梗 10g |

6剂，水煎服，每日1剂。

二诊：服上方6剂后复诊，自诉咽中堵塞感减轻，口干欲饮，腹胀，纳呆，小便黄，大便调。苔薄黄微腻，脉细滑。此前症状虽减轻，但出现口干欲饮，腹胀、纳呆，此乃湿热未尽而现阴伤之证。故在前法基础上佐以醒脾益阴，加麦冬、白扁豆、炒麦芽、山药。

藿香 10g	荷梗 10g	薏苡仁 12g	佛手 10g
厚朴 10g	茵陈 12g	茯苓 15g	紫苏梗 10g
麦冬 15g	白扁豆 12g	炒麦芽 12g	山药 15g

6剂，水煎服，每日1剂。

按：梅核气之病，不仅妇女罹患，男人亦可发生。本病之治，要谨守病机，辨证施治。"气滞痰郁"是本病的一个主要证型，但不是唯一证型。本病实证多而虚证少。实证始于气滞，继与痰瘀交结，虚证多为气虚或阴虚。气虚在脾，阴虚在肺与肝肾，所以此病不离气滞，而痰、瘀、热、虚又每多相兼为患，故其治不离理气、化痰、祛瘀、清热和益气、滋阴之法。然当多种病机交杂在一起时，要兼顾，也要分清轻重缓急以治法处方。

6. 喉痹

【案例1】

张某，女，28岁，1953年3月3日就诊。患者3天前受凉后感冒，鼻塞、咽痛，吞咽时更甚，并伴头痛、咽干、咽痒，咽异物感明显，发病后自服姜汤水两天，鼻塞、头痛缓解，但咽痛、咽干仍明显，无痰，大便干，小便正常。查见口咽部红赤肿胀，咽后壁滤泡隆起。舌质红，少苔，脉数。

此为外邪袭肺，上犯咽喉而成急喉痹也。选六味汤加减。

| 荆芥 10g | 防风 10g | 浙贝母 12g | 僵蚕 18g |
| 天花粉 12g | 薄荷 10g | 生甘草 6g | 桔梗 15g |

3剂，水煎服，每日1剂。

按:《喉科指掌·卷二》提出:"六味汤为咽喉七十二症总方,治一切咽喉不论红白,初起之时,漱一服可愈。"该方无论风寒、风热、风燥,均可加减应用来祛风散结、化痰利咽。方中荆芥、防风、薄荷疏散风邪,桔梗、生甘草宣肺利咽,僵蚕祛风、利咽喉。此病人口咽部黏膜红赤肿胀,咽后壁滤泡隆起,且咽干咽痛,舌质红,实乃津亏燥热之象,而故加入浙贝母润燥化痰以散结,加天花粉清热生津而止咳润咽。

二诊:药尽 3 剂后,患者复诊,自诉咽痛、咽痒不明显,偶觉咽干,饮水正常,咽异物感缓解。舌苔薄白,脉平。局部检查可见口咽部黏膜色淡红,无肿胀,咽后壁淋巴滤泡消失。

天花粉 12g	麦冬 12g	五味子 6g	玄参 10g
桔梗 15g	淡竹叶 10g	生甘草 6g	

3 剂,水煎服,每日 1 剂。

3 剂后,患者咽干症状亦消失。

按:喉痹是指因外邪侵袭,壅遏肺系,邪滞于咽,或脏腑虚损,咽喉失养,或虚火上灼所致的以咽部红肿疼痛,或干燥、异物感、咽痒不适等为主要临床表现的咽部疾病,或可伴有发热、头痛、咳嗽等症状。喉痹一词,最早见于帛书《五十二病方》中,在《素问·阴阳别论》中也有论述:"一明一阳结,谓之喉痹。"中医分为外邪侵袭、邪毒传里等证型。《诸病源候论·卷三十》曰:"喉痹者,喉里肿塞痹痛,水浆不得入也……风毒客于喉间,气结蕴积而生热,致喉肿塞而痹痛。"急性咽炎之病因以实热为主,《喉科集腋·喉痹》曰:"风热喉搏,其肿红而微紫,其形如拳,其人面青,而目上视外症,壮热恶寒俨若伤寒,此病久积热毒,因而感风所致,如病人声音不响宜用润肺之药治之。"《景岳全书·卷二十八》曰:"火证喉痹,悉宜以抽薪饮主之。火不甚者,宜徙薪饮主之。凡肝胆之火盛者,宜以芍药、栀子、龙胆草为主。阳明胃火甚者,宜以生石膏为主。"借鉴于古代医家对于急性咽炎的治疗,临床上大多以养阴清热润肺为主。

【案例 2】

王某,男,50 岁,1956 年 2 月 18 日就诊。诉咽喉干痛 4 个月,咽部异物感明显,夜间尤甚,喜凉饮,伴干咳少痰,常有清嗓之声,腰膝酸软,心烦失眠,夜间潮热,偶有梦遗。查见咽腔微红肿胀,黏膜干燥少津,舌根部有米粒样滤泡增生。舌质淡红而干，苔薄白，脉细数。

此系肺肾阴虚，虚火上炎，痰火结于咽喉所致。咽喉为肺胃之门户，属肺系，少阴肾脉之所循。肾阴不足，虚火上炎，熏灼肺阴，咽喉失于濡养，故咽喉干痛灼热，梗阻不利，干咳少痰。夜为阴之主时，故入夜更甚。腰膝酸软，心烦失眠，夜间潮热，偶有梦遗，均为肺肾阴虚，虚火上炎之象，故治疗上宜养阴滋肺肾，清降虚火为主，兼以化痰散结。以知柏地黄汤少佐养阴生津，使阴气复而热自退。

熟地黄 10g	当归 12g	山药 12g	牡丹皮 6g
茯苓 10g	泽泻 6g	知母 10g	黄柏 6g
法半夏 10g	玄参 10g	麦冬 12g	

4剂，水煎服，每日1剂。

二诊：上方服用4剂后，患者复诊，自诉咽喉干痛、灼热感明显减轻。查见咽腔肿胀及黏膜干燥减轻。舌质淡红，苔薄白，脉细数。服药之后，患者阴虚、痰火均减轻，但阴虚症状仍然明显，故去方中法半夏，改用生地黄清热生津，石斛养阴生津。

熟地黄 10g	当归 12g	山药 12g	牡丹皮 6g
茯苓 10g	泽泻 6g	知母 10g	黄柏 6g
玄参 10g	麦冬 12g	生地黄 10g	石斛 12g

6剂，水煎服，每日1剂。

三诊：上方服用6剂后，患者诉咽喉干痛、灼热明显减轻，清嗓之声基本消除。查见咽腔黏膜色淡红。舌质淡红，苔薄白腻，脉细数。患者阴虚症状大减，但运用大量滋阴药后易有碍湿之弊，出现苔薄白腻，故方去麦冬、玄参，加砂仁、白扁豆健脾化湿。

熟地黄 10g	当归 10g	山药 12g	牡丹皮 6g
茯苓 10g	泽泻 6g	知母 10g	黄柏 6g
生地黄 10g	石斛 12g	砂仁 10g	白扁豆 12g

10剂，水煎服，每日1剂。

又连服10剂后症状消失。

按：喉痹一病，中医学认为其病机主要是由于脏腑亏虚、阴阳失调所致。古代文献《脉经·卷二》载："肺虚以嗌干不朝津液。"《辨证录·卷三》云："少阴肾火下无可藏之地，直奔而上炎于咽喉也。"临床上确实多见肺肾两脏阴亏、虚火上炎证。因火热上炎、炼津成痰，阻遏气机，气失调畅，故气滞、血瘀、邪滞。慢喉痹之最常见病机为肺肾阴虚，虚火上炎。但临床上喉痹之病因病理较为复杂：一方面风热燥邪，七情郁火及嗜烟酒、肥甘厚味等均可酿生痰热而致本病发生；另一方面，大多患者又有咽部红、肿、痛或咽部不适、异物梗阻感等，局部检查多见咽部慢性充血，呈黯红色，咽后壁淋巴滤泡增生，咽黏膜增生肥厚，说明邪热搏结日久形成气滞血瘀，这也是本病的重要原因。故治本应不忘兼治其标，在临床上必须依据症状的变化灵活应用，这样才能取得治疗效果。

本例患者由于阴虚火旺，循经上炎，烧灼咽喉而见是证。故在治疗上应注重滋养肺肾二阴以治其本，根据不同症状兼治其标。临床上以滋养肺肾的知柏地黄汤为基础方随证加减。如咽喉干燥疼痛明显者加川牛膝、石斛、射干等滋阴降火，利咽止痛；异物感明显者，可加杏仁、浙贝母、茯苓等健脾化湿；兼有腰膝酸软、耳鸣眩晕、烧灼感明显者，加用女贞子、枸杞子等滋肾益水。本病为虚实夹杂证，肺肾阴虚为本，痰湿、气滞、邪滞、血瘀为标。在诸多文献的喉痹治疗药物中，都将薄荷类清凉之品入药，以求凉爽感使患者顿感舒适，有利于暂时缓解症状。

【案例 3】

某女，55 岁，1957 年 12 月 3 日就诊。自诉咽干咽痛，如有物哽于咽喉 2 月，此前在他处服中药 7 剂，药后症状未见减轻，愈加焦躁，长期睡眠不佳，近日饮食不思，便溏不爽，情绪不定，烦躁不安，坐立不宁，已停止工作。查见咽腔黏膜弥漫性暗红，黏膜稍干燥。面白无华，神态疲惫焦虑，舌苔白，中部腻，脉弦滑少力。

此乃患者思虑过度日久，脾为所伤，兼见肝郁日久，气滞不畅，横逆犯脾，加重脾虚不健，故而日久不愈，痰湿上犯而成喉痹。予以逍遥散加减疏肝理气，调和肝脾。

柴胡 10g	白芍 10g	茯苓 12g	炒白术 10g
当归 10g	炙甘草 6g	砂仁 10g	泽泻 10g
枳壳 10g	炒扁豆 12g		

4 剂，水煎服，每日 1 剂。

嘱其适当运动。

二诊：服上方后复诊，患者自觉咽部症状明显好转，焦躁感减轻，可平静对话，睡眠欠佳。查见咽腔黏膜充血及干燥感均减轻。苔腻减轻显著。患者服上方后，效果明显，故继以原法，上方去当归，柴胡改为 6g，加党参 12g，酸枣仁10g。

柴胡 6g	白芍 10g	茯苓 12g	炒白术 10g
炙甘草 6g	砂仁 6g	泽泻 10g	枳壳 10g
炒扁豆 12g	党参 12g	酸枣仁 10g	

5 剂，水煎服，每日 1 剂。

5 剂后症状明显减轻，恢复正常工作。

按：喉痹一病，其病机虽主要为脏腑亏虚、阴阳失调，然临床喉痹之病因病理较为复杂，风热燥邪、七情郁火及嗜烟酒、肥甘厚味等均可酿生痰热而致本病发生。此病案则是患者思虑过度日久，脾为所伤，兼见肝郁日久，气滞不畅，横逆犯脾，加重脾虚不健，故而日久不愈，痰湿上犯而成喉痹，故其治首当调肝和脾。此类病人亦较易识别，来诊时多善叹息、少见笑貌，其脉也弦细，故除以药调之之外，嘱患者调畅情志甚为重要。

【案例 4】

李某，男，52 岁，1960 年 11 月 6 日就诊。自述咽喉微痛，伴咽干、有痰黏着感 5 年，多言则症状加重，口干不欲饮，时有呃逆腹胀。近几年来常服用菊花、金银花泡水，近日天气转冷，症状加重，少气懒言，腹凉喜暖，晨起大便溏泄，小便清长。查见咽部黏膜色暗红，咽后壁可见少量滤泡，有少许黏性分泌物附着。面色㿠白，语声低沉无力，形体消瘦，舌质淡胖，舌苔薄白而不均匀，脉细弱。

患者素体脾土不足，且屡服寒凉之药，脾气受损，脾胃虚弱运化失职，津液不能上达于咽，而经久不愈。方选补中益气汤加味，益气健脾、升清利咽合为正治。

| 黄芪 20g | 人参 5g | 炒白术 10g | 炙甘草 10g |
| 当归 12g | 陈皮 6g | 升麻 6g | 柴胡 6g |

干姜 3g　　　　　　砂仁 6g　　　　　　佛手 12g

6 剂，水煎服，每日 1 剂。

二诊：服上方后，患者咽痛、咽干减轻，咽部黏痰感消失，全身症状好转。检查见咽部黏膜色淡红，咽后壁淋巴滤泡减少。舌苔均匀薄白，脉细微弱（较前有力）。服上方后效果明显，继以补益脾气，上方减陈皮、柴胡，加香橼、白芍，再连服 1 个月。

黄芪 20g　　　　　人参 5g　　　　　　炒白术 10g　　　　炙甘草 10g

当归 12g　　　　　升麻 6g　　　　　　香橼 10g　　　　　白芍 10g

干姜 3g　　　　　　砂仁 6g　　　　　　佛手 10g

25 剂，水煎服，每日 1 剂。

按： 从中医理论上看，咽属胃系，脾与胃互为表里。在虚证喉痹治疗中，注重局部与脏腑的关系辨证施治，以固本治标，标本兼顾。饮食不节，思虑劳累过度而伤脾胃，或寒凉攻伐太过而碍脾胃，故脾胃虚弱，清阳不升，咽失温养，气虚不行，脉络不畅，可有郁滞，脾虚湿浊不化，痰湿内生则浊邪郁滞清窍。

【案例 5】

黄某，男性，39 岁。1960 年 8 月 2 日就诊。患者诉常有咽喉干痒，喉部有异物梗阻感，劳累后加重，伴焦虑、倦怠、乏力、气短懒言，口干欲饮而不多，纳差，腹胀，便溏，多梦，眠差。查见咽黏膜色较淡，喉底小颗粒突起，喉黏膜表面黏白分泌物附着。舌淡红边有齿痕，苔薄白，右关脉弱。

此因思虑过度，劳伤脾胃，脾胃受损水谷精微生化不足，津液不能上承，咽喉失养，发为喉痹。故予补中益气汤加减。

黄芪 20g　　　　　人参 5g　　　　　　炒白术 10g　　　　升麻 10g

柴胡 6g　　　　　　桔梗 15g　　　　　山药 15g　　　　　鸡内金 10g

砂仁 10g　　　　　枳壳 10g　　　　　玄参 10g

5 剂，水煎服，每日 1 剂。

二诊：1960 年 8 月 8 日复诊。服药后，咽喉干痒、喉部有异物梗阻感及口干等症状较前改善，患者仍自觉易劳累，常伴焦虑，倦怠乏力，气短懒言，纳差，腹胀，便溏，多梦，眠差。咽喉局部检查及舌脉同前。仍宗原意治之，上方去玄参，加茯苓 15g，再服 5 剂。

三诊：5 剂尽，患者复诊，诉咽喉干痒、喉部有异物梗阻感等症状消失，喉头痰黏已减，倦怠、乏力等症状改变不明显。患者焦虑症状较严重。舌淡红边有齿痕，苔薄白，脉弦。考虑患者肝木乘脾，故予逍遥散加减疏肝和脾。

柴胡 10g	白芍 12g	炒白术 10g	茯苓 15g
炙甘草 10g	桔梗 15g	山药 12g	砂仁 10g

3 剂，水煎服，每日 1 剂。

四诊：药毕复诊，患者焦虑症状较前好转，倦怠、乏力等症状稍减轻。舌淡红边有齿痕，苔薄白，脉弦。仍宗原意治之，上方去砂仁，加鸡内金 15g，服6 剂。

五诊：患者服药后心情舒畅，焦虑症状明显减轻，倦怠、乏力等症状也明显改善，但咽部又有黏白痰。舌淡红边有齿痕，苔薄白，脉滑。考虑患者脾虚运化不足，易生痰湿，脾虚则升降逆乱，清阳之气不升，浊阴之痰湿不降，故出现以上现象，现患者肝郁已解，改用补益中气之法，予补中益气汤加减。

黄芪 30g	南沙参 15g	炒白术 10g	升麻 10g
柴胡 10g	桔梗 12g	薄荷 6g	鸡内金 15g
玄参 10g			

5 剂，水煎服，每日 1 剂。

六诊：药后复诊，患者诉喉部有异物梗阻感及黏痰等症状消失，倦怠、乏力、气短懒言、纳差等症状明显改善。查见喉底小颗粒较前减少。舌淡红，苔薄白，脉滑。故仍予补中益气汤加减。

黄芪 30g	人参 6g	炒白术 10g	柴胡 10g
桔梗 15g	炙甘草 6g	升麻 10g	枳壳 10g
当归 12g	陈皮 10g		

5 剂，水煎服，每日 1 剂。

嘱患者若无不适，不必复诊。

按：患者症见咽喉干痒，喉部有异物梗阻感，劳累后症状加重，常伴焦虑、倦怠、乏力、气短懒言，口干欲饮而不多，纳差，腹胀，便溏，多梦，眠差。舌淡红边有齿痕，苔薄白，右关脉弱。误辨证为脾气虚弱，二诊追问病史发现患者焦虑严重，故辨证为肝郁脾虚，患者焦虑症状缓解后病机为单纯的脾气虚弱，则临证随证易法，把握病机，游刃有余。

【案例6】

辛某，男，33岁，1951年5月3日就诊。患者诉1天前咽喉部干燥灼热，咽痒，有异物堵塞感，进而红肿疼痛，伴有头痛，咳黄痰，口干多饮，小便黄。查见咽黏膜色较红，悬雍垂充血肿胀，喉底有颗粒突起。舌尖边红，苔薄黄，脉浮数。

此为喉痹，证属风热表证，外邪侵袭，上犯咽喉，内犯于肺，宣降失司，邪热上犯咽喉，而为喉痹。故予疏风解热，利咽清热，予银翘散加减。

金银花10g	连翘10g	荆芥穗10g	僵蚕12g
薄荷6g	柴胡10g	桔梗15g	浙贝母18g
川芎12g	枳壳10g	黄芩10g	

5剂，水煎服，每日1剂。

外用铁板吹喉丹吹喉，消肿止痛，解毒利咽。每日3次。

二诊：药毕后复诊，患者自诉服药后咽喉部干燥灼热、红肿疼痛、咽部异物堵塞感及头痛、咳黄痰等症状消失。

按： 此例为喉痹属风热表证，内服药加外用药，以疏风宣肺为主，清热利咽为辅，轻清解表，切忌清解过猛。

【案例7】

梁某，男，40岁。1951年5月23日就诊，患者自诉咽喉红肿疼痛剧烈，可放射到两耳及颈部，吞咽困难，如有物噎塞，痰多黏稠不易咳出，伴高热、口干、头痛、小便黄、大便干结。查见咽腔黏膜充血，局部有白膜，软腭及悬雍垂肿胀，喉底小颗粒突起，颌下有臖核，压痛。舌质红，苔黄腻，脉洪数。

患者因过食辛辣油腻之品、醇酒之类，肺胃蕴热，复感外邪，内外邪热搏结，火热蒸灼咽喉而发为喉痹。辨证属肺胃热盛，治以清热解毒、消肿利咽，予清咽利膈汤加减。

黄芩10g	栀子10g	连翘12g	薄荷6g
荆芥10g	柴胡6g	桔梗15g	蒲公英10g
马勃6g	枳壳10g	玄参12g	天花粉10g

5剂，水煎服，每日1剂。

二诊：5月28日患者复诊，诉服药后高热、头痛、颈部及耳部放射痛明显减轻，咽喉红肿疼痛及吞咽困难稍减轻，仍有痰多黏稠不易咳出、口干、小便黄、大便干结等症状。查见咽腔黏膜充血，局部白膜消失，软腭及悬雍垂肿胀，喉底小颗粒突起，颌下有瘰核，但压痛症状较前改善。舌质红，苔黄腻，脉洪数。考虑患者为喉痹之重症，为肺胃热实证，应以清热解毒、利咽消肿为主，佐以祛痰湿之药，故上方去荆芥、马勃、蒲公英，加浙贝母15g，鱼腥草12g。

黄芩 10g	栀子 10g	连翘 12g	薄荷 6g
柴胡 6g	桔梗 15g	枳壳 10g	玄参 12g
天花粉 10g	浙贝母 15g	鱼腥草 12g	

5剂，水煎服，每日1剂。

三诊：6月3日来诊，患者诉服药后咽喉红肿疼痛及吞咽困难大大缓解，近日咳出大量黏稠黄痰，口干、口渴症状减轻，但依旧小便黄、大便干结。查见咽腔黏膜稍充血，软腭及悬雍垂肿胀明显减轻，颌下有瘰核减少，喉底小颗粒突起。舌质红，苔黄微腻，脉数大。患者热邪较盛，清热解毒之法已奏效，故宗前法，考虑患者有热有湿，但清热不利湿，虽热退而肿胀难消，故兼用化湿行津之品。

黄芩 10g	栀子 10g	连翘 12g	薄荷 10g
柴胡 6g	桔梗 12g	枳壳 10g	玄参 12g
天花粉 15g	浙贝母 15g	鱼腥草 12g	酒大黄 3g

5剂，水煎服，每日1剂。

四诊：6月8日再诊，诉服药后咽部肿痛轻微，二便调。检查咽腔黏膜稍红肿，软腭及悬雍垂肿胀消失，颌下有瘰核减少，喉底小颗粒突起。苔黄微腻，脉数。此时患者湿热去而胃津生，故宗前法，兼用养阴利咽之品，以防伤阴。上方去栀子、连翘，加麦冬。

黄芩 10g	薄荷 10g	柴胡 6g	桔梗 12g
枳壳 10g	玄参 12g	天花粉 15g	浙贝母 15g
鱼腥草 12g	酒大黄 3g	麦冬 12g	

5剂，水煎服，每日1剂。

五诊：6月13日复诊，咽部肿痛轻微，二便正常。检查咽腔黏膜稍充血，颌下臀核消失。舌淡红，苔薄黄，脉数。患者此时病情基本痊愈，余有少量热邪，故予小柴胡汤加减，和解少阳，利咽通络，使内在顽邪、半表半里之残邪、在表之余邪出之有径。

柴胡 10g	南沙参 18g	法半夏 10g	黄芩 6g
大枣 10g	黄芪 20g	金银花 10g	荆芥穗 10g
僵蚕 10g	薄荷 6g	桔梗 15g	

5 剂，水煎服，每日 1 剂。

按：患者肺胃蕴热，复感外邪，内外邪热搏结，火热蒸灼咽喉而为病，治法清热解毒，消肿利咽，予清咽利膈汤加减。患者有热有湿，但清热不利湿，虽热退而肿胀难消，故清热利湿并重，后期以防苦寒之品劫耗患者阴津，兼用滋阴之品。

【案例 8】

唐某，男性，26 岁，1952 年 9 月 20 日就诊。患者自诉咽喉部干灼不适两年，不甚疼痛，干痒，吞咽不利，咽部如物噎塞，渴欲饮水，咽干口燥，咳嗽，痰黏稠而少，咳咯不利，伴头晕目眩，耳鸣，视物不清，失眠健忘，腰膝酸软，潮热，唇红颜赤，脾气暴躁，五心烦躁。查见咽部黏膜充血干燥，喉底可见细小潮红颗粒突起，黏膜干燥少津。舌质红，少苔，脉细数。

患者阴虚体质，肺肾阴液耗伤，使咽喉失于滋养，加之阴虚则虚火亢盛，上炎而灼于咽喉，发为喉痹。证属阴虚火旺。其治当滋阴补肾，降火利咽。方选知柏地黄汤加减。

山茱萸 18g	山药 15g	茯苓 15g	牡丹皮 12g
柴胡 10g	桔梗 12g	熟地黄 25g	麦冬 12g
知母 12g	黄柏 10g		

5 剂，水煎服，每日 1 剂。

二诊：9 月 25 日复诊，患者自诉服药后除口渴缓解外，其他症状无明显减轻。咽喉部检查及舌脉同前。考虑患者病情已久，嘱其继续服用原方 5 剂。

三诊：9 月 30 日，患者自诉咽喉症状无减轻，仍伴轻微头晕目眩，耳鸣，视物不清，失眠健忘，腰膝酸软，潮热，唇红颜赤，脾气暴躁，五心烦躁。查见咽部黏膜红赤干燥，喉底可见细小潮红颗粒突起，黏膜干燥少津。舌质红，少苔，脉细数。患者服药 10 剂，以上症状无减轻实属不该，突然想到患者脾气暴躁，肝火上炎，可加重患者咽部症状，故改用丹栀逍遥散加减，以疏肝泻热。

柴胡 12g	当归 15g	白芍 18g	炒白术 10g
茯苓 12g	牡丹皮 10g	桔梗 12g	山药 12g
栀子 10g	山茱萸 18g	熟地黄 15g	

6 剂，水煎服，每日 1 剂。

四诊：10 月 6 日来诊，诉服药后头晕目眩、耳鸣、视物不清、失眠健忘、脾气暴躁、五心烦躁等症状减轻。但咽喉症状无缓解，仍伴腰膝酸软、潮热、唇红颜赤等症状。舌质红，少苔，脉细数。现患者肝火已清，继续以知柏地黄汤加减滋阴补肾，降火利咽，嘱其将初诊之药方再进 5 剂。

按：患者症见咽喉干痒，喉部有异物梗阻感，头晕目眩，耳鸣，视物不清，失眠健忘，腰膝酸软，潮热，唇红颜赤，脾气暴躁，五心烦躁，舌质红，少苔，脉细数，阴虚火旺之证甚为明显，然前诊一味滋阴泻火，收效甚微，后发现乃肝郁化火作祟耳，故一转治法方向，先以清肝泻火，肝火一泻，则气机条畅，津液阴血得以四布，则诸症可除。故丹栀逍遥散加减后，肝火得清，肝气得畅，则再予以滋阴泻肾之虚火，而以收功。故临床诊疗，不仅只看患者症状，亦当密切关注患者情志、患病原因等多方因素，全面评估患者病情，方可以一药中的。

7. 喉喑

喉喑是指以声音嘶哑，甚至失音为主要特征的喉病。其病位在声带，病变为声门开阖不利。常因外邪伤肺，肺气失宣，或脏腑虚损，喉窍失养，或脏腑功能失调，痰毒结聚，或喉部脉络受损，气滞血瘀所致。喉喑患者，喉部检查可见喉黏膜充血、声带红肿、瘀血、声带固定、声带边缘增厚、有小结或息肉等表现。

喉喑之病因，历代医家论述颇多。早在《内经》就有记载，如《素问·宣明五气》谓："五邪所乱：邪入于阳则狂，邪入于阴则痹，搏阳则为颠疾，搏阴则为喑"，指出邪搏于阴则阴气伤而发为音哑之疾。《类经·十五卷》注云："阴者，五脏之阴也。"《素问·脉解》曰："所谓人中为喑者，阳盛已衰，故为喑也。"张介宾认为心脉涩甚则为喑。

至于喉喑论证，则数《景岳全书》最为全面。《景岳全书·杂证谟·声喑》谓："声音出于脏气。凡脏实则声弘，脏虚则声怯。故凡五脏之病皆能为喑。如以忧思积虑，久而至喑者，心之病也。惊恐愤郁，瘁然致喑者，肝之病也。或以风寒袭于皮毛，火燥刑于金脏，为咳为嗽而致喑者，肺之病也。或以饥饱，或以疲劳，致败中气而喘促为喑者，脾之病也。至于酒色过伤，郁火燔烁，以致阴亏而盗气于阳，精竭而移于肺，肺燥而嗽，嗽久而喑者，此肾水枯涸之病也。是五脏皆能为喑者，其概如此。"

【案例1】

彭某，女，40岁，1955年4月2日就诊。自诉半年前开始自觉说话费力，现声音嘶哑，咽干明显，伴咽部痰黏感，时常清嗓。检查见咽腔黏膜慢性充血，稍干燥，双侧声带稍松弛、闭合欠佳。舌淡胖，脉细弱。

此乃气阴不足，喉失气之鼓动、阴之濡养遂成本证，治疗当以益气养阴。然患者迁延日久，气虚推动无力，喉门气血运行不畅，故咽喉稍干燥，治宜稍佐行气活血。方选补中益气汤合沙参麦冬汤加减。

黄芪 30g	党参 12g	升麻 10g	桔梗 12g
生地黄 12g	山药 18g	百合 15g	南沙参 20g
麦冬 12g	红花 10g		

7剂，水煎服，每日1剂。

二诊：7日后，患者复诊，自述诸症悉减。发声费力稍显减轻，黏痰附着感仍较明显。查见咽腔黏膜充血减轻，较前润泽，双侧声带闭合较前好转。舌苔薄腻，脉细弱。可见患者气阴亏虚之象均稍退，但舌苔薄腻，乃见痰湿内生，盖患者素体脾胃虚弱，运化欠佳所致，故原方去党参、红花、升麻，加白术、法半夏、砂仁、柴胡。

黄芪 30g	桔梗 12g	生地黄 10g	山药 12g
百合 15g	南沙参 10g	麦冬 12g	炒白术 10g
法半夏 10g	砂仁 10g	柴胡 10g	

10剂，水煎服，每日1剂。

三诊：再服10剂后复诊，发音基本恢复正常。说话多稍感咽喉干燥。局部检查见声带闭合较好。舌淡，脉细。舌淡不腻，即痰湿已祛，续以养阴益气之法。

南沙参 20g	北沙参 20g	百合 12g	生白芍 10g
桔梗 12g	山药 20g	茯苓 12g	法半夏 6g

7剂，水煎服，每日1剂。

7剂后停药。随访两年余，未见复发。

按：中医学认为，人之发声，系由心的指挥协调、肺气的动力、喉部声带的振动、鼻咽喉气管等处的共鸣，以及口齿唇舌的吐字等共同配合完成，其中喉部声带的振动作用对声音的产生和声音质量的优劣最为重要。因此，正常的言语发音有赖于五脏功能之健旺，《景岳全书·杂证谟》指出："舌为心之苗，心病则舌不能转，此心为声音之主也；声由气而发，肺病则气夺，此气为声音之户也；肾藏精，精化气，阴虚则无气，此肾为声音也……是知声音之病，虽由五脏，而实唯心之神，肺之气，肾之精三者为之主耳。"声音之怯弱刚健，其关键则在于脏腑功能是否正常，气血津液是否充沛。

现代中医认为，喉喑病因病机不离一个"虚"字，尤以气虚更为明显，肺脾气虚更为多见。喉通天气，属肺，肺气充沛，鼓动喉门，振动声户，脾气斡旋于中焦，能升清阳于上，降浊阴于下，故脾健气升，输精于喉，则声音响亮、清朗。此外，虽证治变化，可兼阴虚、血虚、肾虚及痰瘀之变。

此外，因本病常迁延日久，据"病久多瘀"的理论，还可酌加行气活血之品，一则有助运化，防过补湿浊之内生，二则气畅血和可助喉门之鼓动。故在辨治过程中，熊老先生尤其强调首辨喉喑之新久，新发者多实，其由外邪所致者又在多；久发者多有虚，因虚致实者亦不少。此外，情志因素，发声习惯又必当考虑，为医之不可不知也。

【案例2】

蒋某，男，58岁，1956年7月3日就诊。自诉声嘶已1月余，现伴咽喉间干痛不适，自觉有痰难以咳出。查见咽喉部黏膜慢性充血，喉底淋巴滤泡增生，间接喉镜见声带轻度红肿，左侧声带有一小红色息肉。舌淡，边有齿痕，脉细。

此乃气血不足，咽喉部气滞血瘀，痰凝积聚而成息肉，治以益气活血。痰凝闭阻经脉，阴液不能上承，日久则阴液亏耗，咽喉失养，故咽干痛不适，有痰难以咳出，治宜养阴化痰。故治以养阴利咽化痰，兼以益气活血。方选贝母瓜蒌散合沙参麦冬汤加减。

天花粉 12g	北沙参 10g	浙贝母 12g	瓜蒌 10g
牛蒡子 10g	射干 10g	陈皮 10g	桔梗 12g

南沙参 12g　　　党参 10g　　　　麦冬 12g　　　　法半夏 10g

三棱 10g

6 剂，水煎服，每日 1 剂。

二诊：一周后，患者复诊，自述声嘶较前好转，咽喉间干痛不适稍减轻，仍觉有痰难以咳出。局部检查见双声带充血减轻，息肉缩小。舌苔略有花剥，脉细。患者气滞血瘀痰凝征象均稍退，但舌苔花剥，可见阴虚之表现仍明显，故原方去牛蒡子、射干，加石斛、黄芪。

天花粉 12g　　　北沙参 10g　　　浙贝母 12g　　　全瓜蒌 10g

陈皮 10g　　　　桔梗 12g　　　　南沙参 15g　　　党参 10g

麦冬 12g　　　　法半夏 10g　　　三棱 10g　　　　石斛 12g

黄芪 15g

10 剂，水煎服，每日 1 剂。

三诊：再服 10 剂后复诊，患者发音基本恢复正常，但舌苔薄腻。局部检查见声带边缘已平，但闭合仍稍欠佳。治法不变，上方去三棱、法半夏、麦冬，加以少量健脾理气化湿之砂仁、白扁豆。

天花粉 12g　　　北沙参 10g　　　浙贝母 12g　　　全瓜蒌 10g

陈皮 10g　　　　桔梗 15g　　　　南沙参 15g　　　党参 10g

石斛 12g　　　　生黄芪 12g　　　砂仁 10g　　　　白扁豆 10g

10 剂，水煎服，每日 1 剂。

继服 10 剂后停药。随访两年余，未见复发。

按：声带息肉是最常见的喉部新生物，多由脏腑失调和用嗓过度等所致，以声音嘶哑为主要表现。声带息肉多见于青壮年，男性多于女性，尤好发于教师、售货员、演员等职业者。依据其临床表现及体征，诊断容易，西医一般用手术治疗，行声带息肉摘除。但由于当时生活水平低下、医疗技术落后等因素的影响，行手术治疗的风险和难度较大，因此中医药发挥了其优点及价值。

声带息肉属中医学"声嘶""喉喑""久病音哑"范畴。《医学准绳》中记载："喉喑，但喉中声嘶，而舌本则能运转言语也。"《景岳全书·杂证谟》曰："喑哑之病，当知虚实。实者，其病在标，因窍闭而喑也""复有号叫、歌唱、悲哭，及因热及暴饮冷水，或暴吸风寒而致喑者，乃又易者也。若此者，但知养息，则弗药可愈，是皆所当辨者。"《临证指南医案》曰："寒者散之，有火者清火，有风痰者豁痰，若相火上炎灼肺者，宜金水同治。"

临床病例往往更为复杂，但病机总不外虚、痰、瘀。论治过程中当辨别虚实多少、轻重，实多虚少者先主以祛邪兼以扶正，虚多实少者则扶正为主兼以祛邪，总之紧扣病机，随证用药。

【案例3】

吴某，女，23岁，1957年3月19日就诊。平素性情急躁，3天前因与人争吵后出现声音嘶哑，今出现咽喉干燥作痛，口微苦，小便黄。检查咽腔黏膜充血，双声带充血水肿，发声时双声带动度可、闭合稍欠佳。舌红苔黄，脉弦。

患者平素性急，近日过度用嗓致声带水肿，为肝火上炎之象，故予以龙胆泻肝汤为主方，加以金银花、牡丹皮清热凉血，须知"入血犹恐耗血动血，直须凉血散血"，并以桔梗、蝉蜕利咽开音。

龙胆 5g	栀子 10g	黄芩 10g	泽泻 10g
车前子 12g	柴胡 6g	生甘草 6g	牡丹皮 10g
金银花 6g	桔梗 15g	蝉蜕 6g	

4剂，水煎服，每日1剂。

二诊：服上方4剂后复诊，患者声嘶明显减轻，咽喉干燥疼痛感消失。局部检查：咽腔黏膜色淡红，双声带充血水肿减轻，双声带闭合仍欠佳。舌淡红苔薄，脉弦。治疗原则奏效，继以原法。上方去龙胆、车前子、泽泻，加天花粉、生地黄。

栀子 10g	黄芩 10g	天花粉 12g	柴胡 6g
生甘草 6g	牡丹皮 6g	金银花 6g	桔梗 12g
蝉蜕 6g	生地黄 12g		

3剂，水煎服，每日1剂。

3剂后复查声带充血已退，双声带闭合可。

按： 此病案患者因争吵后出现声音嘶哑，声带水肿，乃现代医学之急性喉炎范畴，为喉黏膜及声带的急性炎症，常继发于上呼吸道炎症，或因发声不当、发声过度致病。主要表现为声音改变，声音嘶哑，黏膜充血肿胀，以声带及杓会厌皱襞最为明显，声门闭合受影响。若治疗不当，病程迁延，可转为慢性喉炎。

中医认为，急性喉炎多为风寒或风热袭肺，致肺气不宣，声门开阖不利，即所谓"金实不鸣"。风邪犯肺，极易化热，风热循经上犯咽喉，灼津成痰，风、热、痰三者搏结咽喉之喉喑者临床最为常见。同时，中医理论有"肝主筋"，现代医学认为声带的本质为韧带，韧带属"筋"，故声带疾病亦可从肝论治。本方使用龙胆泻肝汤实乃清肝泻火之用，然龙胆苦寒之性峻猛，过用则可有败胃伤阴之弊，此类苦寒药物之使用尤当注意中病即止。故首诊后患者症状大减，肝火已大去，故去龙胆，仅栀子、黄芩、丹皮清泻余火，同时加天花粉养阴生津，生地黄补肝肾之阴，以补火伤之阴，达到养阴以治火的目的。

【案例4】

汪某，女，46岁。1958年8月就诊，诉咽喉不适，声音嘶哑，说话费力已一年余，且日渐加重。现患者面色㿠白，气短乏力，纳呆，便溏。经重庆某西医院检查，声带未见息肉，边缘不起，声带活动差。舌质淡，苔薄白，脉细。

患者为教师，因教学过度用嗓，耗气损液，中气不足，气不达，声带振动无力发为喉喑。治宜益气健脾为主。方拟补中益气汤加附子投之。

黄芪20g	炒白术10g	陈皮6g	升麻10g
当归10g	炮附子6g	党参12g	炙甘草6g

6剂，水煎服，每日1剂。炮附子先煎2小时，以箸沾之，不麻口为宜。

二诊：药尽后来诊，患者自觉声音有所改善，疲乏减轻。以原方加白芍10g，五味子6g，熟地黄10g。仿景岳阴为气之源为治。

黄芪20g	炒白术10g	陈皮6g	升麻10g
当归10g	炮附子6g	党参12g	炙甘草6g
生白芍10g	五味子6g	熟地黄10g	

15剂，水煎服，每日1剂。炮附子先煎2小时，以箸沾之，不麻口为宜。

三诊：患者声音已基本恢复，予间接喉镜检查，声带未见明显异常，以前方去附子，再服5剂。

按：咽喉属肺，肺为声音之门户，此病案虽病位在肺，然脾为声音之源，肾为声音之根，故以大剂益气健脾之品为治，后以补益肺脾，兼以补肾，以补其根本收功。此方既治脾，同时兼顾治肾，根源同治。

二、口腔病医案

1.口疮

【案例1】

李某，男，34岁，1954年8月13日就诊。患者口腔溃疡反复发作10年余，常发于舌底，进食疼痛，外感或疲劳后则加重，部位在两侧颊黏膜、舌下黏膜，饮水、进食时疼痛明显，自行服用清热泻火中药不愈，继用外敷药物，症状不见好转，大便秘结，二三日一行。查见两侧颊黏膜多处溃疡，舌下可见多处溃疡。苔黄腻，脉濡。

证属肺肾两虚，气阴不足。治拟益气养阴佐以清热化湿通腑。

生大黄6g（后下）川厚朴10g		川黄连3g	生黄芪20g
女贞子15g	天花粉15g	玄参12g	南沙参12g
知母10g			

7剂，水煎服，每日1剂。

二诊：服上方1周后，口腔颊膜处溃疡仍在，疼痛未见缓解，大便日行一次，苔黄腻已化，脉濡。湿热之邪渐去，正气得复，继续进益气养阴，滋补肺肾之品。

生甘草6g	制首乌30g	南沙参15g	麦冬12g
知母20g	生黄芪30g	女贞子15g	天花粉15g
玄参12g			

7剂，水煎服，每日1剂。

三诊：患者服用1周后，自觉效果明显，便自行更服1周。两周后，口腔溃疡全部消失，进食自如，大便通畅，舌淡红，脉濡，再拟上方续用2个月，口腔溃疡未发，半年后随访，停药后至今未发。

按：脾气通于口，心开窍于舌。因正气不足，不能抵御外邪，阴液不足则虚火上熏于口，致口腔黏膜破溃，反复发病，正不胜邪，而邪气留恋，溃疡反复不愈。故以益气养阴为治疗大法，临诊时生黄芪的用量较为讲究，用以补肺肾之气，固表托毒而敛疮生肌活血，用量达30g以上时方为显效。此例患者气阴不足，但苔腻则属湿热内阻，故首诊在益气养阴的同时，注重清热化湿，调畅腑气，使邪出有路。当黄腻已化，湿热之邪渐去，则去黄连、大黄、厚朴之属，而重用益气养阴之药量，力使其正气复，阴液润而溃疡得以愈合。

【案例 2】

施某，男，49 岁，1957 年 4 月 3 日就诊。患者口腔溃疡反复发作，痛苦不堪，溃疡好发于下唇内侧黏膜，此起彼伏，且患处糜烂色白、疼痛、口干，口中有味，胃中时泛酸水。舌红，苔薄黄，脉细。

证属湿火上炎，胃热津伤。

佩兰 10g	藿香 10g	黄连 3g	炒黄芩 10g
栀子 10g	麦冬 12g	石斛 10g	芦根 15g
诃子 6g	地骨皮 10g	生蒲黄 20g（包煎）	

7 剂，水煎服，每日 1 剂。

二诊：患者口腔溃疡好转。舌红，苔淡黄腻，脉濡。继进前方 5 剂。

三诊：药后口腔溃疡未发，下唇黏膜稍红，有不适感，口干。舌质暗红，舌苔淡黄腻，脉濡。于上方稍调整剂量，加天花粉、黄柏。

佩兰 10g	藿香 10g	黄连 3g	炒黄芩 10g
栀子 6g	麦冬 12g	石斛 12g	芦根 15g
诃子 6g	地骨皮 10g	生蒲黄 20g（包煎）	
天花粉 12g	黄柏 10g		

7 剂，水煎服，每日 1 剂。

四诊：下唇黏膜溃疡本周又有发作，唇干，口干，大便正常。舌苔薄黄，脉细滑。于首诊方基础上加玄参 10g，黄柏 10g，北沙参 10g，7 剂。

五诊：右侧口腔下唇黏膜溃疡疼痛凹陷，唇干，口苦，舌苔薄黄，脉细滑。仍从湿火上炎、胃热津伤治疗。于首诊方基础上加玄参 10g，黄柏 12g，天花粉 15g，人中黄 3g，7 剂。

六诊：口腔溃疡基本控制，服药后大便溏泄 2 次，稍有口干，尿黄，舌质暗红，舌苔黄，脉细，于首诊方剂加玄参 10g，蒲公英 12g，煅人中白 3g，7 剂。

七诊：口腔溃疡基本消退，夜晚口干，偶有口苦，时或嗳气，舌质红，舌苔薄黄，脉滑，守法巩固。改上方玄参为 15g，蒲公英 10g，继服 5 剂。

按：复发性口腔溃疡是一种反复发作的、孤立的圆形或椭圆形小溃疡，经常出现在口腔黏膜的各个部位，有红、肿、凹、痛的特点，缠绵难愈。本病病因未明，一般认为可能与胃肠功能失调、疲劳、失眠、嗜食辛辣刺激食物有一定关系。

本病属中医"口疮""口疳"等范畴。脾开窍于口，其华在唇。《诸病源候论》中曰："足太阴，脾之经也，脾气通于口。脏腑热盛，热乘心脾，气冲于口与舌，故令口舌生疮也。"《圣济总录·口齿门》中说："口疮者，心脾有热，气冲上焦，熏发口舌，故作疮也。"结合本病每因食辛辣食物而引发加重，因此，长期饮食失节，脾胃运化不及，水谷精微得不到有效运化，反成湿热之邪，积于脾胃，久则循经上攻于口而发为口舌生疮之症。因此，脾胃湿火上炎是复发性口腔溃疡的主要病机，治疗当宗清化脾胃湿热之法。

本案以《医宗金鉴》清热泻脾散和《小儿药证直诀》泻黄散为基本方，加减化裁，药用黄连、黄芩、栀子苦寒清泻脾胃之火，且栀子又有利尿作用，可引热从小便而出；芦根、石斛、地骨皮养阴清润而无滋腻之弊；天花粉、玄参清热育阴、生津解毒；诃子收敛，生蒲黄化瘀散结，均有助于溃疡早日愈合。尤其值得注意的是，本案中藿香、佩兰，乃取二药芳香悦脾之用，以振动气机，宗"火郁发之"之旨。清热药中配以升散之品，则寒凉而不冰伏，升散而不助火，清中有散，散中有清，是本案画龙点睛之笔。诸药合用，共奏清热利湿、泻火解毒、养阴生津之功。

【案例3】

谢某，男，54岁，1957年11月2日就诊。患者口腔溃疡反复发作近5年，发作无明显规律，此起彼伏，痛剧，进食困难，遇劳累或烦怒可加重，延长病程。查见口腔黏膜、舌边缘散在有红斑点，有多个黄白色溃疡面，伴有四周红肿，个别波及口角边，舌苔薄白，脉细弦。

辨其素体阴虚，有伏热暗耗阴液，又遇热邪浸淫，易郁而化火，入血营生热，伤及上中三焦，侵于肺胃，达于肝脾，火易上炎使舌络受侵而生口腔溃疡。治以清热和营，泻肺解毒，养阴生津，消肿生肌，和胃凉肝。

生地黄 12g	玉竹 10g	牡丹皮 20g	白蔹 15g
蒲公英 30g	鹿衔草 15g	忍冬藤 20g	白及 12g

白芷 10g　　　　　　淡竹叶 10g

7剂，水煎服，每日1剂。

二诊：服药7剂后，口腔溃疡面有缩小，痛略有缓解，续前方改白芷为15g，加平地木15g，佛手10g。

三诊：连服2周，口腔溃疡基本消退，但仍偶有隐痛，晨起口苦口干，喜饮寐差，纳差，腹部胀满。

白蔹 10g	炒麦芽 12g	白及 10g	鹿衔草 15g
炒谷芽 12g	白芷 10g	石斛 12g	佛手 12g
茯苓 12g	平地木 15g	麦冬 10g	蒲公英 20g
合欢花 10g			

长期服用3月，水煎服，每日1剂。

以上主方随证加减，治疗3个月，口腔溃疡未见发作。

按：方中白及，入心肝脾经，有清热解毒、散结生肌、止血功效；白芷，入肺脾胃经，有祛风燥湿、消肿止痛功效；白蔹入肺经，有补肺止血、消肿生肌、敛疮功效。三者合用，使清泻而不伤正，生肌而不恋邪，寒凉而不壅气，达到邪去热清正复，适用于有热象但不明显，即藏有伏热之病证，如存在血热、郁热、肿痛、瘀滞等，有些潜藏体内，肉眼不见，有些表现于皮肤、黏膜，透邪于表而邪未去。对正气未亏、邪正相持时的病证疗效更好，但亦要根据邪正盛衰，随证加减，以提高疗效。而白芷尚有引药之功，可引药物到达病灶。全方有祛邪不伤正，清热不恋邪特点，适用于郁邪内伏、蕴而化热诸证。

2. 口糜

【案例1】

赵某，男，65岁，1959年7月19日就诊。自觉口中有热气上冲，口干，喉咙发干，舌有辣味。曾于多处治疗，未见明显好转。上述症状仍在，并伴心烦，眠差，纳可，小便黄，大便溏浊臭秽。查见满口多发细小溃疡，溃疡边界红赤，咽喉发红，无明显肿胀。舌质较红，苔黄，脉沉实有力。

此乃脾胃积热上冲，当泻其积热。可仿黄连解毒汤之意。

| 黄芩 10g | 黄连 6g | 黄柏 10g | 升麻 6g |
| 炒苍术 10g | 佩兰 10g | 僵蚕 10g | 泽泻 10g |

生甘草 6g

3 剂，水煎服，每日 1 剂。

二诊：上方服后，糜烂即止，口舌无任何不适，舌红少苔。上方加生地黄 20g，当归 13g，兼以养阴补虚活血，使营血通畅而不致化腐。继服 3 剂以巩固之。

按：本案为脾胃久蕴湿热，上炎于口舌为患。足太阴脾经上行挟咽，连舌本，散舌下。足阳明胃经环口绕唇，脾胃湿热循经上炎于口舌，故糜烂不止。芩、连、柏同为苦寒之品，均能泻火燥湿，清热解毒，故用之以直折火邪炎上之势；湿热在脾胃，不健运脾胃功能是未拔其本也，苍术入脾胃二经，善于健脾燥湿，尤以燥湿为胜，并能化湿浊之郁，可以说是解除脾胃湿困的专药；佩兰属芳香化浊之品，能辟秽祛湿，开胃和中，故用以助苍术之功；湿热蕴结之邪，只有清热燥湿，而不宣散透泄，其效亦缓，故用升麻、僵蚕透发之力，亦正是"火郁发之"之理；泽泻性寒、味甘而淡，寒能除热，淡能渗湿，用之既可分解湿热之邪，又可使湿热之邪从小便而出。综观此方，乃上、中、下三焦并治，又无凉遏之弊。此证为热重于湿之候，故本方侧重于清热。热为阳邪，易于伤阴，及时加入生地黄、当归，既可复已伤之阴，又可防伤阴之弊。

【案例 2】

罗某，6 岁余，1960 年 9 月 23 日就诊。此前重感冒后忽起口疮，身热不退，烦躁不安，小便黄，大便干结，曾于多位中医处就诊，或认为湿热，或认为邪火，屡进寒凉无稍效，近来病情加剧而来诊。口腔内多处溃烂，小孩儿哭闹不止，因疼痛而进食少，气喘，四肢发凉，且手心汗多。观小儿面色虽有红色，然红中发青。舌淡红，苔黄，口气重，脉沉而无力。

此乃病后阳气大伤，前医以为实热炽盛，屡进寒凉，使真阳愈伤，而虚火愈浮，故千万不宜再误作真热治。当温肾助阳，引火归元，以肾气丸加减。

熟地黄 6g	山药 3g	山茱萸 3g	肉桂 1.5g
炮附子 3g	茯苓 10g	川牛膝 3g	牡丹皮 3g
巴戟天 3g	枸杞子 3g	五味子 3g	炙甘草 3g

3 剂，水煎服，每日 1 剂。

二诊：3 日后，家属带小儿复诊，诉服药 1 剂之后，小儿哭闹次数变少，3 剂服尽，则小孩儿愿意进食，手足也变温，查见口腔内溃疡渐愈，无新发溃疡。此为真阳得温，而浮阳自回。嘱再进 2 剂而愈。

按：本案为小儿口疮，小儿稚阴稚阳之体，易寒易热，重感冒则邪正斗争剧烈，阳气大伤，致虚火上浮而见口疮、烦躁，阴阳气不相顺接，则有手足厥逆。他医误以湿热邪火而多以寒凉治之，更伤虚阳，以致拖延病情。然熊老先生审查病情，深思熟虑，尤其是对于患者面青、气喘、四肢厥凉症状的分析可谓深刻，纵然有诸多"热象"，然脉象之沉而无力实为虚证，故采用肾气丸加减，以温补之剂而愈。故临床寒热、虚实之辨，实不得有半分马虎。

3. 舌痈

【案例 1】

刘某，男，28 岁，1954 年 3 月 17 日就诊。患者诉舌根肿胀（因舌肿而言语不清），自行服用清热解毒中药，半月余后舌边又新发痈肿，色紫红，咽喉肿痛，妨碍饮食，耳痛，口中涎多，自觉鼻中亦有热气而出，纳眠差，小便黄，大便溏。查见舌右边紫红色肿块，未窥见破溃流脓，咽喉红赤。舌淡红，苔薄黄，脉稍浮数，右寸脉尤浮大。

追问患者，因最早感冒，未就诊，后症状逐渐减轻，自以为好转则更未关注。感冒症状消失五天左右，患者自觉舌根肿痛，便自服清热解毒药。乃首感温邪，正气祛邪外出，而邪未尽去，郁于上焦，则舌肿胀，此乃郁热，患者自服清热解毒药，苦寒直折，更冰遏郁热而发为舌痈。此当清宣上焦郁热，郁热得解，则舌痈得消，宜辛凉轻剂。

薄荷 6g	连翘 10g	桔梗 10g	栀子 6g
灯心草 6g	苦丁茶叶 3g	菊花 6g	玉竹 10g
竹叶心 6g			

3 剂，水煎服，每日 1 剂。

二诊：3 月 20 日患者就诊，自诉药后症状大减，查见舌肿大消，咽之红肿亦减轻，脉稍浮。此为郁热得消之象，守方加减，上方减栀子、灯心草，加生地黄、木通、升麻。

| 薄荷 6g | 连翘 10g | 桔梗 10g | 苦丁茶叶 3g |
| 菊花 6g | 玉竹 10g | 竹叶心 6g | 生地黄 12g |

木通 6g　　　　　　　升麻 6g

3 剂，水煎服，每日 1 剂。

嘱病愈则不复诊。

按： 火热内郁，最忌大量苦寒冰伏热邪，其治则当"火郁发之"，然"发之"之意，可从上宣散，可从下宣通，总之使气机条畅，火邪得出即可。此病案乃春受温邪，而后发为舌痛，是邪热郁于上焦，故其治因势利导，从上焦宣散热邪最为速效，故以辛凉轻剂加减用之，两诊分别少加灯心草、木通，乃从下宣通，亦有升降相因之意也。在上焦者，心与肺也，"舌为心之苗也"，故舌痛亦要治心。辛凉轻剂重在宣肺，一诊 3 剂药尽，上焦郁热已得宣畅，故加木通、生地黄而成导赤之意，稍清解心热，则病患更消。

【案例 2】

王某，女，34 岁，1956 年 10 月 8 日就诊。患者形体偏胖，自诉舌根疼痛肿胀 1 天，伴有头昏，口干，轻微咳嗽，目中如有砂石感，并迎风流泪，纳稍差，眠可，二便调。诉月事将来，平素血块较多。查见舌根稍红肿，舌稍红，苔垢，脉浮而兼不利之象。

此乃月事将行，气血下注，头面气血空虚，风邪乘虚内入，扰于头面；痰湿乘虚上扰，故成风痰瘀凝结之势，发为舌根痛肿而硬痛。"风为百病之长"，故首当疏散风邪，风邪去，则痰瘀自得下行，故首治以疏散消解。

薄荷 6g　　　　　牛蒡子 10g　　　　赤芍 10g　　　　荆芥穗 6g

生甘草 6g　　　　桔梗 15g　　　　马勃 6g　　　　浙贝母 10g

连翘 10g　　　　僵蚕 6g　　　　蝉蜕 3g

3 剂，水煎服，每日 1 剂。

二诊：10 月 14 日患者复诊，诉舌根痛硬痛，略见轻减，目涩感稍好转，适值经行，血块较多，查见舌根肿胀稍减，舌稍红，苔微腻，脉稍浮，左脉稍涩，右稍滑。当再宣散消解，同时辅助祛瘀通经。前方减马勃，加红花 6g，丹参 10g，茺蔚子 6g。再进 3 剂，煎服法同前。

三诊：10 月 17 日来诊，患者诉舌根痛肿疼痛较前大减，然肿大未能消尽，舌淡红。此乃风气大去，而痰瘀未消，其治当再祛瘀化痰而辅以疏风散热。

红花 6g　　　　竹茹 6g　　　　橘络 10g　　　　丹参 10g

| 赤芍 10g | 牛蒡子 10g | 薄荷叶 3g | 连翘 10g |

当归 10g

3 剂，水煎服，每日 1 剂。

3 剂后，未再复诊。

按： 外感风热，风性升散，病位在上，挟痰瘀上扰而为病，其治宜疏散消解。二诊及三诊又适逢经期，于方中加入少量活血化痰之品，舌痛即大解，风去则痰瘀自下，痰化瘀消则风气自升，故此疏散消解、散痰消瘀分治，见效迅速。故临证治病，当明其邪之可解处，分而治之。

4. 舌衄

【案例】

徐某，女，62 岁，1956 年 6 月 6 日就诊。自诉前天自觉口中腥味，吐唾沫观之，见少量血丝，以为牙龈出血，故未在意。今日醒来，自觉口中腥味甚重，当即吐出小口带血唾液，观牙龈未见明显出血处，而发现舌头有血丝缓缓浸开，心生焦虑，故来诊。患者诉舌稍痛，口中腥味重，伴牙痛，眠稍差，纳可，小便稍黄。查见舌红，舌面浸润血丝，苔少，脉来浮数。

此乃心脾积热，迫血妄行，而成舌衄也。可予以犀角地黄汤加减。

| 水牛角 12g | 生地黄 10g | 赤芍药 10g | 牡丹皮 6g |
| 知母 6g | 侧柏叶炭 6g | 川木通 10g | 蒲黄炭 10g（包煎） |

茯神 15g

3 剂，水煎服，每日 1 剂。

二诊：3 剂后，患者复诊，诉口中血腥味减少，纳可，眠稍改善，药后小便更黄。查见舌面血丝不明显，然舌质仍稍红。此乃心脾郁热渐去，当再作清利，原方减蒲黄炭、知母，加麦冬 10g，再进 3 剂。

按： 舌为心之苗，心主血，心脾积热，血热炽盛，迫血妄行致舌衄，此为热入营血分，自当清营凉血，以犀角地黄汤为宜。然舌衄之病，尤其是出血量少者，难以察觉出血点，而易误以为是齿衄，然治疗大法总为清营凉血。只是舌衄多在心在脾，而齿衄多在胃在肾，以舌衄作齿衄治，效果或稍逊，此亦熊老先生认为要辨疾病特性病机之深意所在。

5. 牙疳

【案例 1】

陈某，女，45 岁，1957 年 4 月 1 日就诊。诉右上牙肿痛，连及右颌，张口困难，说话含糊，并伴有发热，口干喜冷饮，纳可，眠稍差，大便干结，小便短赤。观患者右颌处肿胀，如口中含物。舌红少苔而干，脉来洪而去衰。

女子七七，天癸竭，此人将近七七，天癸减少，且"年过四十而阴气自半"，此乃肾虚而胃火炽盛，火热上炎也。其治当滋阴降火，育阴败毒散。

水牛角 20g	知母 10g	麦冬 10g	牡丹皮 10g
生地黄 15g	怀牛膝 10g	玄参 10g	赤芍 10g
露蜂房 18g	蒲公英 30g	生大黄 3g（后下）	
威灵仙 6g			

3 剂，水煎服，每日 1 剂。

二诊：服药 3 剂后，牙痛明显减轻，检查右侧面部肿胀减轻，舌苔微黄，脉弦缓。昨日大便 3 次，原方去大黄，再进 3 剂。

三诊：服药 3 剂后患者来诉口张自如，牙痛消失，诸症皆愈。

按：牙疳即以牙龈红肿疼痛、溃疡流脓、坏死等为表现的牙龈疾病。《景岳全书》有谈论为"走马牙疳"，并认为其与肾虚、胃火盛有关系。人体脏腑中，齿属肾，齿者骨之所终，精髓之所养。肾主齿，故肾虚则齿豁，精盛则齿坚，虚甚则齿动。又《医学正传·齿病》谓："足阳明胃之脉贯络于齿上龈，手阳明大肠之脉贯络于齿下龈。"《景岳全书·杂证谟》亦谓："牙齿之病有三证：一曰火，二曰风，三曰虚。凡属火病者，必病在牙床肌肉间，或为肿痛，或为糜烂，或为臭秽脱落，或为牙龈出血不止，是皆病在经络。而上牙所属足阳明，下牙所属手阳明……多为湿热蓄于阳明而壅于络，治疗宜清火为主。"

本案属肾虚而阳明经蓄热上壅于经络所致，服育阴败毒饮加减而愈。方中生地黄、玄参、麦冬为甘寒滋润生津之品，三者合用名增液汤，对热病伤阴所致的大便秘结、口干津少，都可使用；牡丹皮、赤芍、水牛角清热凉血活血；露蜂房、蒲公英清热解毒、祛风消肿；威灵仙通络走十二经；怀牛膝导热下行，又能活血，生大黄清热解毒，活血消肿又通便。诸药配合，共奏清胃泻火，清热解毒，祛风消肿之功。肾虚胃火之牙病，以清胃泻火之玉女煎，疗效亦佳。

【案例 2】

马某，男，65 岁，1959 年 9 月 23 日就诊。诉牙龈溃烂疼痛 1 个月，伴口干、膝软，纳眠差，夜间稍烦躁，夜尿多，大便难解。查左侧磨牙处牙龈溃烂，色紫暗无神，有腐肉败血残留，舌体瘦小色淡红，舌苔滑带黑，六脉软弱，下门齿脱落。

肾经牙疳甚为明确，且阴阳俱不足之象，理宜肾气丸引火归原，然此时虚火上浮较重，且盛夏之季，天阳盛壮，故先主以六味地黄丸以阴中求阳。

熟地黄 10g	山药 12g	山茱萸 10g	泽泻 6g
茯苓 12g	牡丹皮 6g	川牛膝 20g	金银花 6g
薏苡仁 15g	骨碎补 6g		

2 剂，水煎服，每日 1 剂。

二诊：2 日后复诊，患者诉牙痛稍好转，余无明显变化，查见牙龈紫暗稍减退，色泽稍微明润，而脉亦稍转有神。故加重扶正解毒之品。

菊花 6g	生甘草 6g	骨碎补 12g	川石斛 12g
熟地黄 30g	生地黄 18g	全当归 6g	怀山药 10g
盐黄柏 3g			

3 剂，水煎服，每日 1 剂。

三诊：左侧牙龈仍溃烂，但并未蔓延，疼痛减轻，方不外乎前法。

原方去牛膝、菊花，加茵陈 10g，再进 3 剂。

四诊：患者诉症状稍减轻，考虑患者阴阳俱虚，此前育阴为主，此时当固其阳气，促气血上行，填腐生肉，故以丸药肾气丸与之，服用 1 个月。

后未再来复诊。

按： 本案为肾经牙疳，理应用肾气丸，但考虑到阳热季节，而勉强改用六味地黄丸加味，不以温补反以益阴，育阴后再以助阳，能"阳化气，阴成形"，则溃烂渐愈。

三、鼻科医案

1. 鼻衄

【案例 1】

赵某，男，36 岁。1955 年 6 月 20 日就诊。左侧鼻孔反复出血两天。患者平素常饮酒，且工作劳累。今日早晨左鼻突然出血，血色鲜红，量较多，前往当地某医院填塞止血后，停止出血，然中午左鼻再次出血，伴口渴口臭，小溲短赤，大便干结，即来诊。查见鼻黏膜充血，鼻中隔前下方脉络怒张，有一小血管突起，鲜血正由该处搏动性外溢。舌质红，苔黄厚而燥，脉洪数。

此乃饮食失节，又值疲劳，滋生内热，郁热久蕴，致胃热蕴盛，迫血妄行，而致鼻衄，立即给予左侧前鼻孔填塞止血。饮酒多，胃火滋生，阴液耗伤。治当清胃泻火，滋阴增液。方取玉女煎加味。

生石膏 30g（先煎）	麦冬 15g	生白芍 12g	怀牛膝 10g
生大黄 6g（后下）	玄明粉 10g（冲）		黄连 6g

2 剂，水煎服，每日 1 剂。

二诊：2 日后就诊，自诉服药 2 剂后神清气闲，口渴消除，大便日行一次，稍干燥。舌质偏红，苔薄黄，脉缓有力。抽取鼻腔填塞物，鼻腔未再出血。此腑气一通，胃火渐息，然余热尚存，仍须乘胜进取，荡涤余寇。上方去生大黄，减生石膏为 15g，加墨旱莲 10g，滋阴凉血止血，再进 3 剂。

三诊：服 3 剂后复诊，患者诸症皆除。检查鼻腔黏膜淡红色，荣润光泽，无出血点及血管扩张。舌质淡红，苔薄白，脉缓有力。大告痊愈。

按： 此例患者由于饮食失节，劳累过度，郁热久蕴，致胃热炽盛，迫血妄行而致鼻衄。治病必当求本，"鲧法埋填"怎及"禹法疏导"。故虽填塞止血，仍投以玉女煎，清胃泻火，滋阴增液。方中石膏、知母清阳明有余之火为君，取古人"泻阳之有余，即所以补阴之不足"之义；熟地黄补少阴不足之水，麦冬滋阴生津，牛膝导热引血下行，以降炎上之火，而止上溢之血为使。唐宗海说："止血，其法独取阳明，阳明之气下行为顺，所以逆上者，以其气实故也……故必亟夺其实，釜底抽薪，然后能降气止逆。"腑气不行，则实热不去而上炎。故加用生大黄、玄明粉苦寒泻火通便，荡涤肠胃积热，肠胃热毒即泻，则肺胃邪热自消，上溢之血亦自降。所谓"釜底抽薪"，则"沸汤自宁"是也。火主于心，故泻火必先泻心，心火宁则诸经之火自降，黄连专治诸火，入心经，可直泻其火。然虽云黄连泻心，实则黄连泻脾，因为子能令母实，实则泻其子也。因此方取黄连清泻中焦实火，以凉血宁血。2剂后诸症均减，出血停止。景岳有曰："人之脾胃，所以盛载万物，发生万物，本象地而属土。土暖则气行而燥，土寒则气凝而湿，土燥则实，土湿则滑，此天地间不易之理。"生石膏、生大黄均为大寒之品，易伤中焦脾胃，故二诊时，去生大黄，减生石膏为15g，增墨旱莲10g滋阴凉血止血。

【案例2】

张某，男，72岁。1957年10月28日就诊。自诉反复鼻出血3年，血色鲜红，血量不大。今日上午，患者与家人争吵，又发鼻出血，遂来就诊。诉血量较多，色鲜红，伴头晕、口苦，纳眠差，小便黄，大便干结。家属诉其性情急躁，易生气。查见白睛赤丝攀缘，鼻镜检查见右下鼻道有少量鲜血流出。舌质红，苔黄，脉弦数。

此为肝肾不足，虚火上浮，木火刑金，迫血妄行也。立即给予右侧下鼻道局部填塞止血，内治以育阴潜阳、降火止衄为法。

牡丹皮炭 10g	生白芍 2g	白茅根 15g	侧柏叶 10g
龙胆 6g	栀子 10g	黄芩 10g	女贞子 18g
墨旱莲 18g	牛膝 10g		

2剂，水煎服，每日1剂。

另吞羚羊角粉 0.3g，每日2次。

二诊：用2剂后血止症减，患者自诉头晕胀痛、口苦咽干等症好转，白睛红赤消失，抽出鼻腔填塞物后，未再出血。舌质红，苔薄黄，脉弦细数。服药后，肝旺症状减轻，肝肾阴虚之象仍存，故去羚羊角粉，加用生地黄、熟地黄、何首乌等。

牡丹皮炭 10g	白茅根 15g	侧柏叶 10g	龙胆 6g
栀子 10g	黄芩 10g	女贞子 18g	墨旱莲 18g
牛膝 10g	生地黄 12g	熟地黄 12g	制何首乌 15g

5剂，水煎服，每日1剂。

按：陈实功有言："百病由火生。"五志过极皆可化火。本例患者年事已高，素体肝肾阴虚，更值怒发冲冠。怒则伤肝，肝火上逆，木火刑金，迫血妄行而鼻衄不止。所谓"七情动之，内伤脏腑，外形于肢体。"朱丹溪《局方发挥》说："夫口鼻出血，皆是阳盛阴虚，有升无降，血随气上，越出上窍。"本例患者年事已高，肝肾阴虚为本，火热迫血为标。治疗当以育阴潜阳、降火止衄为法。

方中牡丹皮炭、白芍、白茅根清热平肝凉血；羚羊角粉、黄芩、栀子、龙胆清肝降火；侧柏叶摄血止血；墨旱莲、女贞子育阴凉血；牛膝引火下行。2剂后血止症减。火热既减，改拟滋阴为主。前方去羚羊角粉，加用生地黄、熟地黄、何首乌等滋阴凉血、养肝柔肝之品。守方5剂，未再复发。盖阴液盈则火自息，营血宁则衄自消也。

2. 鼻渊

【案例1】

李某，女，42岁。1954年4月3日就诊，自诉鼻塞、流脓涕、头痛三年余，伴记忆力下降。患者自诉多年来经常反复鼻塞，流大量脓涕，色黄，两侧太阳穴及前额处头痛，且白天重夜间轻。曾在重庆多家医院就诊，疗效欠佳，病情反复，时轻时重。现患者鼻塞、流大量黄脓涕，头昏、头痛，记忆力下降，神疲乏力，纳差，便可。专科检查：鼻黏膜充血肿胀，双中鼻甲肥大，中鼻道、鼻底有较多脓性分泌物。舌质红，苔黄腻，脉滑数。

患者以鼻塞、流大量脓涕，伴头痛、头昏就诊。此为湿热内蕴，邪犯肝胆，湿热上蒸鼻窍而为病。湿热内蕴，胆腑郁热循经上犯鼻窍，燔灼气血，熏腐黏膜，故脓涕黄浊，量多，鼻黏膜充血肿胀，双鼻甲肥大，中鼻道、鼻底见脓性分泌物；湿热上蒸，蒙蔽清窍，则鼻塞，头昏、头痛，记忆力下降；久病正气虚弱，加之湿热蕴结于内，脾胃运化失司，则神疲乏力；舌质红苔黄腻，脉滑数乃肝胆湿热之象。诊断为鼻渊（肝胆湿热，肺脾气虚证）。治以清泄胆热，利湿通窍。以吉雷开窍汤合玉屏风散加减。

柴胡 10g	黄芩 10g	白芷 12g	川芎 10g
枳壳 10g	全瓜蒌 10g	法半夏 10g	生黄芪 15g
炒白术 10g	生甘草 6g		

4剂，每日1剂，水煎服。

二诊：患者自诉服药后鼻塞减轻，脓涕量稍有减少，仍色黄，两侧头痛减轻。治以芳香化浊、通窍止痛为主，主旨通鼻窍湿浊，泻少阳胆热。

柴胡 10g	黄芩 10g	白芷 12g	川芎 10g
法半夏 10g	枳壳 12g	全瓜蒌 10g	藁本 10g
藿香 10g	生甘草 6g		

4 剂，水煎服，每日 1 剂。

三诊：上方继续服用 4 剂后，自诉头痛、鼻塞减轻，现有少量白色黏涕，检查见鼻黏膜轻度充血肿胀，鼻甲轻度肥大，分泌物减少，舌红苔薄黄。肝胆湿热已减，为巩固疗效，治以化湿泄浊，益气通窍，故去方中藁本、藿香，佐以益气扶正。

柴胡 10g	白芷 10g	川芎 10g	枳壳 12g
全瓜蒌 10g	生黄芪 30g	地龙 20g	南沙参 30g
生甘草 6g			

6 剂，水煎服，每日 1 剂。

连续服用 6 剂后，症状基本消失，患者满意而归。随访一年，期间偶因摄生不当而复发，辨证治疗收效显著。

【案例 2】

邱某，男，学生，16 岁，1957 年 6 月就诊，诉自幼鼻塞，脓涕，头昏闷、胀痛已数年。患者鼻塞，头昏闷已影响学习，上课时精神不易集中，大便燥结，口干心烦。经重庆某医院五官科检查，双下甲充血肿胀，中甲肿大，中道封闭，左中道见有脓性分泌物。舌质红，舌苔薄黄，脉弦。

患者以鼻塞、脓涕、头昏痛为主症就诊，此乃胆郁痰扰，胆热移脑，浊阴不降，清气难升，清窍为邪壅所致。诊断为鼻渊（肝胆湿热证）。治宜清胆泄热，除湿排脓。方拟吉雷开窍汤加减治之。

| 柴胡 10g | 黄芩 10g | 白芷 12g | 地龙 15g |
| 桔梗 20g | 枳壳 10g | 瓜蒌 10g | 生甘草 6g |

6 剂，水煎服，每日 1 剂。

二诊时，患者自诉脓涕明显减少，头昏闷减轻，鼻塞改善，予原方加黄芪 30g，南沙参 15g，生白术 6g，连服 10 剂而愈。

按：熊老先生认为鼻渊以肝胆湿热为本，该病案属肝胆湿热型兼肺脾气虚，乃病久入络，虚实夹杂之证。胆脉起于内眦，布于脑后，其气上通于脑，脑之上为额，更加之胆为中精之府，气性刚烈，故平素喜食肥甘、嗜酒，湿热内蕴，或因肝气郁结，胆失疏泄，气郁化火，或肺热壅盛，内传肝胆，胆经火热，循经上犯，蒸灼鼻窍而为病。因此确立了本病清泄肝胆湿热、芳香通窍化浊的治法，选用吉雷开窍汤灵活加减，辨证施治。同时中医认为"正气存内，邪不可干。邪之所凑，其气必虚"，熊老先生根据自己的临床经验，本病多见神疲乏力、稍受凉即感冒的症状，鉴于此，认为鼻渊的病机不仅有肝胆湿热邪盛的一面，更有肺脾之气正虚的一面，因此在治疗这类证型时往往加大量黄芪，求其益气扶正、祛痰排脓之功。黄芪味甘性微温，归肺、脾经，《本草汇言》谓其"补肺健脾实卫敛汗，祛风运毒之药也"，另黄芪有排脓止痛之功。对鼻窦炎患者，黄芪加清热通窍药，能起到托里透脓排浊的作用，临床收效显著。此外，生黄芪益气固表、托毒排脓之功更强，炙黄芪补益肺脾之功更佳，生黄芪偏走表，炙黄芪更偏走里，故根据患者病机，选择生黄芪还是炙黄芪也是有讲究的。

【案例3】

洪某，男，40岁，1955年8月20日就诊。自诉鼻塞、流脓涕1年余，伴头昏，气短。平素反复鼻塞，鼻涕清稀量多，遇风冷则加重，且渐感气短，自汗。现鼻塞重而持续，鼻涕黏浊，色白量多，头额昏沉，上颌窦部胀痛，气短，自汗，记忆力减退，大便干结。查舌质淡白，苔黄腻，脉滑数，沉取有力。

患者以鼻塞，伴头昏、气短就诊。因患者感受风寒邪气，寒湿内侵，加之素体虚弱，过用抗生素，苦寒伤脾，寒湿困脾，脾失健运。湿热上蒸，蒙蔽清窍，则鼻塞，头昏闷重，或上颌窦部胀痛，记忆力减退；湿热壅滞，壅阻脉络，湿盛则肿，故鼻塞重而持续；大便干结为阳明腑实之象；久病正气虚弱，加之湿热蕴结于内，脾胃运化失司，则神疲乏力；舌质红苔黄腻、脉滑数乃湿热内蕴之象。诊断为鼻渊，辨证属阳明腑实，湿热内蕴。治以通腑泄热为主，兼利湿通窍。予以泻心汤加减。

生大黄6g（后下）	黄连3g	黄芩6g	茵陈10g
白芷10g	鱼腥草12g	滑石6g	桔梗12g
苍耳子3g	辛夷6g	炙甘草6g	荆芥6g

3 剂，水煎服，每日 1 剂。

二诊：患者诉服药后大便干结症状好转，鼻塞仍未减轻，稍遇风冷则鼻塞加重，鼻涕淡黄，头昏且沉重感明显，气短乏力，上颌窦部胀痛。患者服药后腑实症状已除，湿热仍壅滞于鼻窍，故辨证为湿热壅滞，方选黄芩滑石汤加减。

黄芩 3g	滑石 6g	川木通 6g	茯苓 12g
薏苡仁 15g	豆蔻 6g	桔梗 15g	陈皮 6g
苍耳子 6g	辛夷 6g	生甘草 6g	

6 剂，水煎服，每日 1 剂。

三诊：患者诉鼻塞、头昏、鼻窦投影区胀痛症状明显减轻，鼻涕色变白量多，偶呈黄色，头昏沉及重着感减轻，仍觉气短乏力，畏寒，大便可。舌体胖，苔薄黄，脉沉细。患者服药后湿热之表现减轻，肺脾气虚之象明显，故辨证为气虚邪恋。治以清热利湿，益气扶正。方选参苓白术散加减。

太子参 6g	茯苓 12g	薏苡仁 15g	豆蔻 6g
炒白术 10g	生甘草 6g	黄芩 3g	苍耳子 6g
辛夷 6g	荆芥 6g	陈皮 6g	桔梗 15g

3 剂，水煎服，每日 1 剂。

连服 6 剂后，患者鼻塞、头昏、鼻窦部胀痛症状消失，鼻涕量明显减少，畏寒、气短、头昏沉及重着感消失。辨证加减继续服用 4 剂后，诸症均除。

3. 鼻鼽

【案例 1】

葛某，男，10 岁，1956 年 12 月 7 日就诊。患儿家长诉患儿晨起咳喘，间断性鼻塞、鼻痒，喷嚏后鼻流清涕 7 天。患儿既往有哮喘病史，每遇气温寒热变化异常，或春秋季节即易发病，或两病同时复发。就诊前 15 日，因气候转寒而病外感，始见畏寒发热，无汗，咳嗽咳痰，鼻流清涕等症状，在重庆某医院门诊初以"呼吸道感染"收治，经输液（药物不详）治疗后发热除，而鼻炎并发哮喘难解。症见咳喘哮鸣，偶有鼻痒，鼻塞，流水样清涕，嗅觉减退，伴面色苍白少华，纳谷不香，神倦乏力。检查：肺部呼吸音粗，间或有少许干湿性啰音。双下鼻甲黏膜苍白、肿胀，双侧鼻腔有较多水样分泌物，通气差。舌淡，苔润，脉沉细。

哮喘和鼻炎同病的患儿具有特殊的"宿根"体质，即以脾肾阳虚，宿痰内伏为多见病因。而阳气虚弱为其反复发作的病理基础。脾肾阳虚，阳气耗散，故见喷嚏频频；晨起阳气较弱，故晨起诸症发作；阳虚温化水液不足，寒水泛清窍，故清涕上流，遇寒更甚；水液溢于鼻腔，故黏膜苍白肿胀，鼻道清涕积留；脾虚气弱则纳呆神疲。舌质淡，脉沉细，乃脾肾虚弱之象。此乃中医之鼻鼽、哮病。辨证当属脾肾阳虚，风寒袭肺引动宿痰，水寒相搏。治疗当温补脾肾，散寒通窍，降肺平喘。

黄芪 15g	党参 10g	炒白术 8g	茯苓 12g
枸杞子 8g	五味子 3g	僵蚕 3g	地龙 10g
桂枝 6g	防风 6g	炙紫苏子 10g	炒莱菔子 3g
炙甘草 6g			

3剂，水煎服，每日1剂。

二诊：服上方3剂后，患儿咳嗽、痰喘明显减少，鼻痒、喷嚏、清涕缓解，夜见咽干，渴喜冷饮，纳可，二便正常。听诊肺部干湿性啰音消失，鼻腔检查示双下鼻黏膜色淡，下鼻甲水肿减轻，鼻道洁。舌淡苔薄，脉沉。前方去桂枝、防风以防化燥伤津，入蝉蜕、蒺藜以增强祛风脱敏之效。

黄芪 15g	党参 10g	炒白术 8g	茯苓 10g
枸杞子 6g	五味子 3g	僵蚕 6g	地龙 6g
蝉蜕 3g	蒺藜 6g	炒莱菔子 10g	炙甘草 6g

8剂，水煎服，每日1剂。

三诊：患儿家长告知服上方8剂后，因事无法来诊，遂自行照方另取4剂，现患儿咳、喘、痰大减，夜间咳喘及鼻塞、鼻痒、流涕全无，患儿面色恢复，嗅觉改善，食欲增。检查示双下鼻甲黏膜色淡，下鼻甲水肿完全消退。舌质淡红，脉象平和。缓解期宜益气固表、补肾敛阳。取中成药金匮肾气丸善后。

按：哮喘秋冬多而春夏少，呈发作性，以傍晚、夜间或清晨最为多见。发作前出现鼻痒、咽痒，喷嚏，咳嗽，呼吸困难，喘息有声，张口抬肩，不能平卧。发作可持续数分钟至数小时，可自行缓解，或经治疗后好转，常咳出较多痰液后，气促减轻，发作缓解。哮喘历来可分为寒、热两类，亦可分成痰哮、风哮与虚哮。一般认为，寒哮、风哮即呼吸急促、喉中哮鸣、胸闷、不得平卧、痰白而黏、口不渴或渴喜热饮，且触感外邪即发者，多见于过敏性哮喘。而热哮则见于感染性或混合性哮喘。所以，哮喘应属中医"冷哮""风哮"之证。

《症因脉治》谓："哮病之因，痰饮留伏，结成窠臼，潜伏于内……外有时令之风寒束其肌表，则哮喘之证作矣。"《证治汇补》亦云："哮为痰喘之久而常发者，因而内有壅塞之气，外有非时之感，膈有胶痼之痰，三者相合，闭塞气道，搏击有声，发为哮病。"可见哮喘的病理变化主要为宿痰内伏于肺、外感风寒等诱因引动，发时痰阻气道、肺失宣肃、气道挛急，而致呼吸急促、喉间痰鸣。

鼻鼽，秋冬多见，春季发病也很常见，主要症状是突然发作的鼻痒、频发性喷嚏、清水样鼻涕、鼻塞和嗅觉消失，还可兼见面白乏力、懒言少语、便溏、畏寒肢冷、腰膝酸软等症，舌质多见淡、嫩、胖，苔薄白，脉象沉、缓、细、弱。

由于鼻为肺之窍，肺为娇脏、主气司呼吸、外合皮毛，涕又为肺之液，故过敏性鼻炎多责之于肺。正如《素问·玉机真脏论》所云："肺气通于鼻，肺和则鼻能知香臭矣。"而脾"中央土以灌溉四傍，其不及，则令人九窍不利"（出处同上）、肾"气大衰，九窍不利，下虚上实，涕泣俱出矣"（《素问·阴阳应象大论》）。因此，过敏性鼻炎虽说病在肺脏，但与脾、肾亦密切相关。盖肺、脾、肾与机体免疫状态关系密切，肺脾肾之气健旺，机体免疫功能则正常，而肺脾肾任何一脏亏虚，都可影响免疫功能。气虚，一则主水化津功能失调，易于形成水湿、痰饮之"宿根"；二则卫表御邪功能不足，易于感受外邪。内因宿根，外感风寒，邪正相搏，肺气不得通调，津液停聚，鼻窍窒塞，遂致喷嚏、流清涕。正如《证治要诀》所载："流涕者，脑冷肺寒所致。"

本案即为鼻鼽和哮喘并病而发，前医误诊误治重在解表，延至二病并发则束手无治。熊老先生认为对于哮喘合并鼻鼽的治疗，不能囿于"发时治标，平时治本"的治疗原则，应考虑邪实与正虚错杂对比关系。鼻鼽发病的主要原因，可归于风邪与六淫之邪交互所病。而哮喘的病因，中医素有外邪引动"宿根""伏痰"之说，哮喘、鼻炎皆可因外感风寒引动痰饮、水湿"宿根"而发病，故证同治亦同，均可采用祛风散寒解表、化痰除饮祛湿之法以治之。而且"并病"患儿多为"宿根"体质，脾、肺、肾三脏阳虚，脾肾阳虚更为其反复发作的病理基础。因此治疗上应重视温补阳气，不可认为小儿为纯阳之体不能温补，而应时时顾其阳气。故熊老先生组方以温补脾肾、散寒通窍、降肺平喘为治，方中党参、白术、茯苓有温养补虚作用，而无燥烈之偏颇；加桂枝、防风以温阳祛风；甘草、黄芪为伍以清除窍隧脓疡，且黄芪、党参亦可升举阳气；枸杞子益肾，五味子酸收，平补阴阳，二者同用，温肾固涩，止嚏止嚏，使嚏止涕收；再配合僵蚕、地龙宣通鼻窍，息风止咳，紫苏子、莱菔子二子以蠲饮涤痰。

【案例 2】

孔某，女，54 岁。1957 年 10 月 16 日就诊。自诉鼻痒、喷嚏、流清涕反复发作十余年，加重 3 天。患者有鼻痒、喷嚏、流清涕的病史十余年，每次鼻痒喷嚏后清涕较多，3 天前受凉后鼻痒、喷嚏、流涕加重，清涕如拧开的水龙头长流不止，甚为苦恼。患者神清，精神尚可，无恶寒发热，现伴有轻度鼻塞，无头痛，偶有头部晕沉感，嗅觉无明显下降，平素怕冷，无口干口苦，无咽痛声嘶，无咳嗽咳痰，大小便正常。查体：鼻外观正常，双鼻翼皮肤稍红，双鼻腔黏膜色淡、肿胀，下鼻甲稍大，鼻腔可见较多水样分泌物。咽稍充血，双侧扁桃体不大，鼻咽光滑对称。舌淡边有齿印，脉沉细。

患者禀赋特异，肺脾气虚，卫表不固，外邪侵袭，正邪相争，正气格邪外出，故见鼻痒喷嚏；"肺为水上之源"，肺虚清肃失职，气不摄津，津液外溢，则清涕自流不收；脾主运化水液，脾气虚弱，水湿不运，停聚于鼻窍，故见鼻塞、清涕连连；脾气亏虚，清阳不升，故见头部晕沉感，正如《素问·玉机真脏论》所曰："脾为孤脏，其不及则令九窍不通。"舌淡边有齿印，脉沉细为脾气虚弱之象。此乃鼻鼽，属肺脾气虚之证。治疗当遵循中医治则"虚则补之"，宜健脾补肺，收敛止涕。选用参苓白术散加减治疗。

党参 10g	炒白术 10g	茯苓 12g	生甘草 3g
桔梗 10g	怀山药 12g	升麻 10g	陈皮 3g
诃子 6g	薏苡仁 15g	地龙 10g	徐长卿 10g

3 剂，水煎服，每日 1 剂。

按：参苓白术散源自《太平惠民和剂局方》，本方中人参易为党参，其与白术、茯苓健脾益气以利湿，配怀山药以助其健脾益气，薏苡仁助白术、茯苓以健脾渗湿；桔梗宣肺利气，以通调水道，又载药上行，以益肺气，方中寓"培土生金"之意；陈皮理气健脾，使气行则湿化，健脾而不滞；升麻可升举中阳，使清窍得养；地龙、徐长卿以祛风止痒，以期"风止树静"；诃子敛肺收涕，为"急则治其标"，达到标本兼治的目的，可较快改善症状。

二诊（1957年10月19日）：用药后鼻部不适较前稍改善，但仍有较多清涕，颇为烦恼。检查同前，舌淡边有齿印，脉沉细。寻思上述症状是在外感后诱发，《诸病源候论·鼻病诸侯》："肺气通于鼻，其脏有冷，冷随气入乘于鼻，故使津涕不能自收。"外邪侵袭后故见清涕不止。治疗以枢机汤合参苓白术散加减。

柴胡 10g	黄芩 10g	桔梗 15g	白芷 10g
党参 12g	炒白术 10g	荆芥 6g	蔓荆子 6g
茯苓 15g	炙甘草 6g		

3剂，水煎服，每日1剂。

三诊（1957年10月22日）：3剂后觉清涕明显减少，鼻部症状改善，鼻通气良好。检查鼻腔黏膜淡红，鼻腔干，无水样涕，鼻甲无肿大。舌淡苔白，脉细。继以前方加减，进一步"升清通窍"，正因"清阳不升，浊阴不降"，故头窍不利也。

党参 10g	炒白术 12g	茯苓 15g	炙甘草 6g
桔梗 15g	怀山药 12g	升麻 6g	陈皮 3g
诃子 6g	薏苡仁 15g	地龙 10g	徐长卿 10g

3剂，水煎服，每日1剂。

服药后患者症状明显减轻，遂就该方继续服用5剂，服药后鼻痒喷嚏清涕愈。

随访过程中患者诉每有不适时自服该方药，服之可愈。

四、耳科疾病

1. 耳疮

耳疮指外耳道或旋绕耳周而发生的疮疡，以耳窍或耳周瘙痒、局部潮红、灼热、水疱、糜烂、渗液、结痂或脱屑、皲裂为主要临床表现，又称"月蚀疮""月食疮""黄水疮"等。《诸病源候论·疮病诸候》："月食疮生于两耳，及鼻面间，并下部诸孔窍侧，侵蚀乃至筋骨。月初则疮盛，月末则疮衰，以其随月生，因名之为月食疮也。"《外科正宗·卷八》云："黄水疮，于头面、耳项忽生黄色破流脂水，顷刻沿开，多生病痒。此因日晒风吹，暴感湿热，或因内餐湿热之物，风动火生者有之。治宜蛤粉散，擦之必愈。"一般急性的病程，为数天至3周。若迁延不愈则发展为慢性，反复发作，重者可致病变区皮肤增厚、肤色改变，使外耳道狭窄。

【案例】

吴某，女，29 岁，患者自述双侧耳背反复剧痒、伴黄色分泌物 2 个月，时有头昏、乏力等症状，纳差，小便色黄、量多，大便正常。局部检查：双侧耳郭背面皮肤增厚，表面糜烂，渗少量黄色液体，周围皮肤潮红。舌质淡红，苔薄黄，脉滑。

《素问·至真要大论》："诸湿肿满，皆属于脾。"患者证属湿热困脾，偏以湿盛，兼有脾虚，故久病不愈；脾运失职，故纳差，湿热不化，阻于上焦，故见耳周皮肤增厚，表面糜烂，渗少量黄色液体，周围皮肤潮红。清阳不升则头昏，湿热下注则小便色黄量多。本案诊断为耳疮，辨证为脾胃湿热，当以清热利湿为治。方以四妙散加减，方中黄柏苦以燥湿，寒以胜热为君。

苍术 10g	黄柏 6g	牛膝 10g	薏苡仁 15g
法半夏 10g	地龙 6g	生黄芪 10g	防风 6g

5 剂，水煎服，每日 1 剂。

外用：黄柏 10g，黄连 6g，蛇床子 6g，地肤子 10g，苦参 6g。煎水，抹于患处。

二诊：上方 5 剂尽，患者复诊，自诉耳周瘙痒明显减轻，尚未完全消失，头昏、乏力感减轻。局部检查：双侧耳郭背面皮肤增厚，稍糜烂，渗液明显减少，周围皮肤微潮红。舌淡红，苔薄黄白，脉弦滑。

苍术 10g	黄柏 6g	牛膝 10g	薏苡仁 15g
法半夏 10g	地龙 6g	生黄芪 15g	防风 10g
僵蚕 6g	牡丹皮 6g		

7 剂，水煎服，每日 1 剂。

外用方同前。

7 剂尽，患者痊愈。

按：本案始用四妙散，方已奏法，故二诊续以原方，加僵蚕息风止痒，牡丹皮清热。古代医家多认为本病与风湿热邪和过食肥甘有关，治疗上以外治为主。但熊老先生认为内治法也同样重要，治疗得当，能很好缓解患者全身症状；但本病复发和迁延不愈者较多，关键还在于饮食中忌发物。现代医学的外耳湿疹可参考本病进行论治。外耳湿疹是外耳道及耳周皮肤的变应性皮肤浅表炎症，是一种多因素引起的迟发型变态反应病。药物或其他过敏物质刺激均可引起本病，本病复发性强，缠绵难愈。

2. 脓耳

脓耳是指由外邪侵袭，邪毒炽盛，停聚耳窍，或脏腑虚损，正气亏虚，邪滞耳窍，无力托毒所致的以耳部疼痛、鼓膜穿孔、耳内流脓、听力下降等为主要临床表现的疾病。本病严重者可引起脓耳变证，甚者危及生命。西医学的慢性化脓性中耳炎可参考脓耳进行治疗。慢性化脓性中耳炎是指中耳黏膜、骨膜或深达骨质的化脓性炎症，临床上以耳内长期间歇或持续流脓、鼓膜穿孔、听力下降为特点。一般将慢性化脓性中耳炎分为单纯型、骨疡型、胆脂瘤型三型。

【案例 1】

李某，女，56 岁，1957 年 11 月 7 日就诊，自诉右耳反复流脓 20 年，加重伴听力下降 2 个月，曾于他处就诊后服用药物得瘥，但病情迁延反复，近日于他处服药后效果不佳，遂前来就诊。近日症状加重，伴头昏头痛，偶有耳鸣，口干口苦，心情烦躁，四肢乏力，纳眠差，二便正常。查见形体瘦小，面色萎黄，舌质红，苔黄腻，脉细滑。局部检查：左侧外耳道通畅，鼓膜完整；右侧外耳道可见白色脓水，无臭味，鼓膜前下方可见一小穿孔。

肝经火旺，横逆犯脾，日久则脾虚失运，湿浊内生，困结耳窍所致。素体肝经火旺，日久肝气犯脾致脾气虚弱，健运失职，湿浊内生，困聚于耳窍，故耳脓色白，量稍多，且缠绵日久而无臭味；湿浊蒙蔽清窍，故头晕头重，偶有耳鸣；面色萎黄、口干口苦、纳眠差、舌质红、苔黄腻、脉细滑等皆为肝气犯脾而失运，致清阳之气不得营运之征。诊断明确，当为脓耳。辨证为肝旺乘脾，脾虚湿盛。治疗上宜健脾为主，兼以利湿平肝，脾健则水湿得以运化。方选参苓白术散加减。

党参 12g	茯苓 15g	炒白术 10g	白扁豆 10g
生黄芪 15g	陈皮 6g	砂仁 10g	建曲 12g

桔梗 20g　　　　　地龙 10g　　　　　柴胡 6g　　　　　钩藤 10g

法半夏 10g

6 剂，水煎服，每日 1 剂。

二诊（1957 年 11 月 14 日）：患者自诉头晕及口干口苦症状好转，觉右耳分泌物较前有所减少，偶耳鸣，心情时烦躁，纳差，听力无明显变化。局部检查见右外耳道有少量白色分泌物，质稍稀，耳道及残留鼓膜轻度充血，鼓膜穿孔无明显改变。舌红，苔黄腻，脉细滑。服药后，患者肝旺之症减轻，但脾虚湿困之症仍明显，大法不变，稍事加减，上方去钩藤，加葛根、南沙参。

党参 12g　　　　　茯苓 15g　　　　　炒白术 10g　　　　白扁豆 10g

黄芪 15g　　　　　陈皮 10g　　　　　砂仁 10g　　　　　建曲 12g

桔梗 20g　　　　　地龙 10g　　　　　柴胡 10g　　　　　葛根 10g

南沙参 12g　　　　法半夏 10g

6 剂，水煎服，每日 1 剂。

三诊（1957 年 11 月 21 日）：患者自诉右耳流脓明显减少，自觉听力有所提高，情绪好转，偶觉头晕及口干口苦，纳眠尚可。局部检查可见右外耳道少量白色分泌物，呈痂壳样，耳道及残留鼓膜无充血。舌红，苔白，脉滑稍弱。患者肝经火旺之症明显好转，脾虚湿困之症亦缓解明显，但因久病气血皆衰，故仍以补为主，以清为辅，以防清之过甚，正何以堪，补之益之，又恐恋邪之弊。

柴胡 10g　　　　　生黄芪 15g　　　　红参 10g　　　　　炒白术 10g

山药 12g　　　　　砂仁 10g　　　　　地龙 10g　　　　　当归 12g

细辛 3g　　　　　　法半夏 6g

10 剂，水煎服，每日 1 剂。

四诊（1957 年 12 月 1 日）：患者耳闷塞感明显缓解，耳内已无流脓，听力明显提高，无头晕，口稍干，无口苦，心情开朗，纳稍差，眠佳。检查可见右侧外耳道通畅无分泌物，鼓膜及鼓室无充血，未见分泌物。舌淡，少苔，脉滑。患者诸症皆明显好转，故续以气阴双补之法，减健脾祛湿之砂仁、炒白术、法半夏，加山茱萸、枸杞子、熟地黄养血滋阴。

柴胡 10g　　　　　生黄芪 20g　　　　南沙参 12g　　　　山茱萸 10g

山药 12g　　　　　枸杞子 10g　　　　地龙 10g　　　　　五味子 6g

细辛 3g　　　　　熟地黄 6g

10 剂，水煎服，每日 1 剂。

连服 10 剂后，患者症状消失。

按：《医学纲目》有云："脾胃一虚，耳目九窍皆病。"脾胃为后天之本，主运化水湿和化生气血，性喜燥而恶湿。脾胃虚弱，水湿不能正常运化，清阳不升，浊阴不降，湿困结于头面五官，以致脾虚湿盛，舌质胖，舌苔厚腻，脉滑或濡，头沉闷，流脓、流涕不止，痰多或耳流脓等，临床上采用健脾利湿法治疗多可获效。《内经》有云："人以胃气为本"，"有胃气则生，无胃气则死"。《脾胃论》也提出："内伤脾胃，百病由生。"因而调治脾胃成为后世医家遵从的重要治法。健脾法就成为中医学"培固根本"的治疗大法之一。由于脾喜燥恶湿的特性，湿邪最易困脾，脾虚也最易生湿，所以湿邪是脾之大敌，利湿法不但可以祛邪，而且也起到了健脾的作用。健脾和利湿二者同用，也就达到了扶正不忘祛邪，祛邪不能伤正，标本同治的目的。再加上患者素体瘦弱，且易怒，故易致肝经之火过旺，热邪内蒸，灼损气血，损伤脾气，从而形成本虚标实之证。因此在治疗中使用健脾之法是必然，而其中黄芪一药贯用于此病之始终，达到补益气血而托毒外出之效。

【案例 2】

唐某，男，64 岁，1958 年 1 月 8 日就诊，自诉左耳流脓 10 余年，加重伴头痛 1 年，此间患者出现听力下降，一直未重视，近日觉流脓增多，遂来就诊。自觉脓水有臭味，伴头晕、头痛，听力下降，纳眠可，小便清长，大便调。局部检查可见左外耳道口有黄白色脓性分泌物，隐约可见紫红色新生物，无法窥清鼓膜情况。精神可，舌淡，苔薄白，脉沉细弱。

肾为元阴元阳之脏，主耳，开窍于耳。肾阳不足，脾失温煦，耳失温养，寒湿内生，浊阴上干，久滞于耳，故病程长，脓液稀薄。肾主骨，肾虚耳窍失养，骨质不坚，故骨质缺损，寒湿浊邪久郁于耳，蕴积生毒，故脓液腥臭。舌淡苔薄白，脉沉细弱，均为肾元亏虚之征。诊断为脓耳，辨证乃属肾阳虚，治疗以温阳散寒为主，方选金匮肾气丸加减。

| 熟地黄 12g | 山药 10g | 山茱萸 10g | 泽泻 10g |
| 肉桂 6g | 皂角刺 15g | 浙贝母 6g | 生黄芪 20g |

云茯苓 12g　　　　　　石菖蒲 10g　　　　　炮附子 10g

10 剂，水煎服，每日 1 剂。炮附子先煎 2 小时，以箸沾水尝之，至口尝无麻辣感为度。

二诊：1958 年 1 月 19 日，耳内仍有少许分泌物流出，较前转清，量减少，头晕、头痛减轻，纳眠可，小便减少，大便调。局部检查：左侧外耳道少量分泌物，鼓膜穿孔，鼓室可见紫红色新生物。精神可，舌淡，苔薄白，脉细弱。方已奏法，湿浊减轻，但久病必血瘀，故酌加活血之品，减泽泻、浙贝母，加丹参、细辛。

熟地黄 10g　　　　山药 12g　　　　山茱萸 10g　　　　肉桂 6g

皂角刺 12g　　　　生黄芪 15g　　　　云茯苓 12g　　　　石菖蒲 6g

炮附子 6g　　　　丹参 10g　　　　细辛 3g

10 剂，水煎服，每日 1 剂。炮附子煎服同前。

三诊：1958 年 1 月 30 日，耳内已无分泌物流出，头昏头痛消失，纳眠可，二便调。局部检查：左侧外耳道无分泌物，鼓膜穿孔，鼓室可见紫红色新生物。精神可，舌淡，苔薄白，脉细稍数。流脓日久，津液耗伤，再加此前用利湿之剂，患者阴虚内热渐生，故去附子、肉桂，加知母、黄柏。

熟地黄 10g　　　　山药 10g　　　　山茱萸 10g　　　　知母 6g

黄柏 6g　　　　皂角刺 12g　　　　生黄芪 15g　　　　石菖蒲 10g

丹参 10g　　　　细辛 3g

10 剂，水煎服，每日 1 剂。

按：耳鼻咽喉病证的辨证有整体辨证与局部辨证，一般情况下应整体辨证与局部辨证相结合，整体证候明显时以整体辨证为主，整体证候不明显时以局部辨证为主。脓耳往往局部证候明显而全身证候并不明显。慢性脓耳之脓液多黏浊，其性属湿，而脾主运化，运化失职则湿浊内生，上干清窍，故单纯性中耳炎耳内流脓无臭时，多从脾虚邪滞认识。如肾阳不足，脾失温煦，耳失温养，寒湿内生，邪毒滞留，则治疗首选温肾泄浊，方选金匮肾气丸加减。脓液转清，臭味消失，故应治以健脾渗湿，方选托里消毒散加减。后期因流脓日久，津液耗伤，真阴不足，故治以养阴泄浊。

3. 耳鸣耳聋

【案例 1】

李某，男，35 岁。1959 年 4 月 10 日就诊，自诉 10 天前突然左耳听力下降，且事出无因，此后逐渐出现耳鸣如蝉、头晕等症，3 天前到重庆某西医院就诊，诊断为突发性耳聋，经过治疗后效果不明显，遂来就诊。现觉左耳听力下降伴耳鸣，心烦失眠，下肢酸软，小便黄赤。局部检查：双侧外耳道通畅，双侧鼓膜完整，标志清。舌尖红，苔白，脉细数。

此乃暴聋，其治越早疗效越优。辨证为心肾不交、水火失济，当以滋阴降火为治，方药则以耳聋左慈丸加减。

熟地黄 10g	生地黄 10g	磁石 12g	石菖蒲 6g
山茱萸 12g	当归 6g	白芍 10g	泽泻 6g
茯神 15g	淡竹叶 6g	牡丹皮 10g	远志 10g

7 剂，水煎服，每日 1 剂。

针刺听宫、听会、翳风、百会、合谷、足三里、神门、三阴交等穴，每日各选数穴针刺。

本病以肾精亏虚，不能上荣耳窍，耳窍失聪；且肾水亏于下，不能上济心火，致心火上炎，故出现心烦失眠等症。治以滋阴降火，使水火既济，故选耳聋左慈丸加减。

二诊：1959 年 4 月 18 日，患者复诊，自觉左耳听力有所提高，诸症有所减轻。局部检查同前。舌淡红，脉细。上方已见初效，法已对证，心烦等症减轻，说明虚火之象减轻，故去磁石、竹叶，茯神改茯苓，加柴胡、川芎、香附，加强行气通窍之功，实则有六味地黄丸之意。

熟地黄 10g	生地黄 12g	石菖蒲 6g	山茱萸 10g
当归 8g	生白芍 10g	泽泻 6g	茯苓 12g
牡丹皮 10g	远志 12g	柴胡 6g	川芎 10g
香附 6g			

10 剂，水煎服，每日 1 剂。

继续针刺。

三诊：1959 年 4 月 28 日，患者复诊，自诉听力基本恢复，然仍耳鸣，其余诸症皆不明显，舌淡红，脉可。患者听力已基本恢复，故续以原法，去生地黄、当归、远志，加响铃草。

熟地黄 10g　　　石菖蒲 10g　　　山茱萸 10g　　　磁石 12g

白芍 10g　　　　牡丹皮 6g　　　柴胡 3g　　　　川芎 10g

香附 6g　　　　响铃草 10g

10 剂，水煎服，每日 1 剂。

10 剂后患者复诊自诉诸症皆除。

按：暴聋属于耳鸣耳聋的范畴，其特点为发病急，进展快，病因复杂，治疗效果与就诊时间密切相关。如果诊断治疗不及时或不当，可导致永久性听力下降或耳鸣，给患者带来极大的痛苦和不便。无论患者还是医者，都应对该病引起足够的重视。早发现，早治疗，是治疗本病的关键。

【案例 2】

罗某，女，27 岁。1960 年 5 月 3 日就诊，自诉耳鸣如蝉，耳内胀闷数月，耳鸣夜甚，伴听力日渐减退，重听，头晕，心烦，纳呆，多梦失眠。患者曾多方求治，重庆某西医院诊断为神经性耳聋。局部检查见双侧外耳道通畅，双侧鼓膜完整、稍内陷，标志清楚。舌质暗红，舌尖有瘀点，脉欠流利。

患者耳鸣，听力下降，伴头晕，心烦，纳呆，多梦失眠，舌质暗红，舌尖有瘀点，此乃肝郁气滞、瘀血内阻所致之耳窍闭塞不通。故治以疏肝理气，活血通络，方拟柴胡疏肝散加减。

柴胡 10g　　　白芍 12g　　　川芎 10g　　　枳壳 10g

陈皮 6g　　　　生甘草 6g　　　香附 6g　　　红花 6g

桃仁 10g　　　丹参 10g

10 剂，水煎服，每日 1 剂。

针刺听宫、听会、阳陵泉、足三里、中渚、翳风、申脉、合谷等穴位，每日各选数穴针刺。

二诊：1960 年 5 月 14 日，诉其听力明显好转，对面交谈已能听清大部分对话，耳内胀闷感减轻。局部检查：双侧外耳道通畅，双侧鼓膜完整，标志清楚。舌质暗红，舌尖瘀点减少，脉弦细。法已对证，故宗前法，在上方基础上酌加当归、熟地黄、枸杞子三味养血柔肝之品。

柴胡 10g	白芍 12g	川芎 10g	枳壳 10g
陈皮 6g	生甘草 6g	香附 6g	红花 10g
桃仁 10g	丹参 10g	当归 12g	枸杞子 10g
熟地黄 12g			

10 剂，水煎服，每日 1 剂。

针刺，主穴同前，每日各选数穴针刺。

三诊时诸症悉减，听力已恢复，仍耳鸣。舌质暗淡，脉细。听力已恢复，瘀血已除，为防活血过多耗气伤阴，故以补益脾肾之品如南沙参、生黄芪、山茱萸、女贞子等收功。

熟地黄 10g	枸杞子 10g	当归 10g	山茱萸 12g
生黄芪 20g	南沙参 15g	女贞子 6g	白芍 6g
茯苓 20g	牡丹皮 10g		

10 剂，水煎服，每日 1 剂。

继续针刺。

按： 耳乃宗脉之所聚，需赖脏腑清阳之气煦之，脏腑精华之血濡之而为听，若肝郁气滞，血行不畅，则清窍闭塞而重听，昔者多以肾虚耳不能听为治。岂料气机不利，血行不畅，气不煦耳，血不濡耳，何听之有？故熊老先生以疏肝理气、活血通络之剂治之，后以补益脾肾之根本而收功。

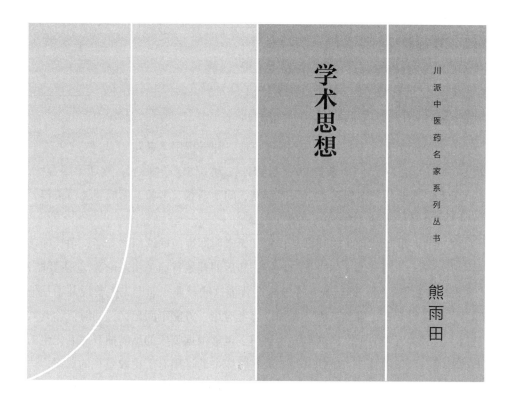

学术思想

川派中医药名家系列丛书

熊雨田

一、重视经典，尤重温病

凡欲为大医者，未有不熟谙经典而可成。仲景撰用《素问》《九卷》《八十一难》《阴阳大论》《胎胪药录》，并平脉辨证，为《伤寒杂病论》；鞠通十阅春秋，然后有得，采辑历代名贤著述，去驳存精，间附己意及考验，而成《温病条辨》。中医之经典者，莫过《内经》《伤寒》之属。

熊老先生幼承庭训，鸡鸣即起，每日天未明即庭前诵读四书五经；稍长即接触中医经典，闭门苦读《内经》《难经》；随后即开始背诵《伤寒论》《金匮要略》《温病条辨》等医籍，即至晚年亦能全文背诵这些经典。熊老先生曾说并不是他聪慧，而是得多背，勤加巩固，并加以思考应用，方能牢固记忆。幼时侍诊其父身边，其父常以经典原文向熊老先生讲解，也常根据临床的见闻抽查熊老先生的经典背诵，常年的耳濡目染使其对经典在临床中的运用有了比较直观的认识，边背边在临床中体会，这也使其对经典的记忆非常牢固，应用更加灵活多变。

熊老先生吸收经典之精华，理宗《内经》，取意仲景，尤重温病，自成一派，终成一代中医耳鼻咽喉科大家。

1. 理宗《内经》

《内经》为中医理论之根，熊老先生以《内经》为指导临床的基本原则。在《内经》等经典的基础上发挥、创新自己的学术思想。

（1）首重阴阳

熊老先生重视《内经》中的"阴阳理论"，并以阴阳理论为指导临床的总纲。"阴阳者，天地之道也，万物之纲纪，变化之父母，生杀之本使，神明之府也。治病必求于本。"不识阴阳者，不可为医。《素问·宝命全形论》云："人生有形，不离阴阳。"《素问·生气通天论》言："生之本，本于阴阳。""阴平阳秘，精神乃治；阴阳离决，精神乃绝。"天地由阴阳消长所化，万物因阴阳交感而生。然阴阳具体又有不同。在生理上，气为阳，血为阴，腑为阳，脏为阴；在病理上，热为阳，寒为阴，实为阳，虚为阴……人身上下、内外、各脏腑经络，以及各脏腑本身，无不有阴阳。正所谓"阳生阴长，阳杀阴藏""阳化气，阴成形"。《素问·阴阳应象大论》云："善诊者，察色按脉，先别阴阳。"熊老先生认为临证首当辨别阴阳，实则为辨"寒热、表里、虚实"之别，如喉痹一病，世医查见咽部色红，便予清热之药，殊不知红有"新老"之别，新者色鲜红，为新病外感，或为风热外袭，则为热、为表、为实，予疏风清热之药尚可；然老者色暗红，多为宿病久不愈，气血瘀滞，或虚火上炎，妄予寒凉断然不可。

熊老先生治病亦遵《素问·至真要大论》所言："谨察阴阳之所在而调之，以平为期。""实则泻之，虚则补之。"总之调和阴阳，泻其有余，补其不足，以平为期。同时熊老先生结合耳鼻咽喉诸官窍与外界直接相通，是外邪入里的门户，认为"少阳主枢，脾胃为升降之枢"，强调畅达枢机对治疗耳鼻咽喉疾病的重要性。六腑清阳之气，五脏精华之血，皆上注于头面清窍，清窍方能完成正常之生理功能，所以精纯之血上达五官之"清道"要畅通，水湿痰瘀下趋外泄之"浊道"要疏通，五官自身血络要宣通，故熊老先生认为耳鼻咽喉疾病，当重视枢机的作用，调节枢机便能调节阴阳开合，调节气机升降出入，枢机调则清升浊降，邪出里安。另外，熊老先生认为枢机易壅滞不利，强调枢机利则阴阳和。病有千变万化，症可错综复杂，然万变不离阴阳，明于阴阳，则可察天地之道，万物之纲纪，生杀之本使。

（2）析《内经》之耳鼻咽喉于己用

熊老先生为学之年，西方医学已传入中华大地，西医学的解剖、生理对人体的客观认识让一些医者怀疑中医学对人体生理结构的认识。熊老先生认为解剖学、生理学是对人体做出了科学客观的认识，然中医学对人体的认识指导医生进行了千年的医学实践，必有其独到之处。故熊老先生接受、学习西方医学之解剖、生理的同时，也从经典中探究中医学对耳鼻咽喉的认识。《内经》在早期就明确提出了解剖概念，《灵枢·经水》说："若夫八尺之士，皮肉在此，外可度量切循而得之，其死可解剖而视之，其脏之坚脆，腑之大小，谷之多少，脉之长短，血之清浊，气之多少，十二经之多血少气，与其少血多气，与其皆多血气，皆有大数。"对一些耳鼻咽喉解剖名称及形态位置，《内经》也有较为详细的描述，如《灵枢·肠胃》云："唇至齿长九分，口广二寸半。齿以后至会厌深三寸半，大容五合。舌重十两，长七寸，广二寸半。咽门重十两，广一寸半。"又如

"明堂者，鼻也""蔽者，耳门也""阙上者，咽喉也""窗笼者，耳也"之散在论述。概念虽粗浅，度量亦非精准，然后世医学基于《内经》所发展，故熊老先生认为认识这类解剖名称对尽学后世之学亦是很有必要的。《内经》对人体解剖的认识毕竟在几千年以前，故熊老先生主张吸纳西方医学，取其精华，在耳鼻咽喉疾病的诊疗中以鼻镜、喉镜等进行专科检查，明确病变部位。

熊老先生细品《内经》，发现其对耳鼻咽喉的功能均有记载。《灵枢·脉度》曰："肾气通于耳，肾和则耳能闻五音矣。"《灵枢·邪气脏腑病形》曰："十二经脉，三百六十五络，其血气皆上于面而走空窍……其别气走于耳而为听。"可见《内经》中对于耳主听觉的论述很明确。由是，熊老先生认为世医疗耳疾常从肝、肾入手，然《内经》示人，疗耳疾疏通经络、通畅气血亦是大法。

《素问·五脏别论》云"五气入鼻，藏于心肺"，认为呼吸关乎鼻；《素问·宣明五气》说"五脏化液……肺为涕"，肺在窍为鼻，涕出鼻中，则濡润鼻窍；又《灵枢·脉度》云"肺气通于鼻，肺和则鼻能知香臭矣"，《灵枢·邪气脏腑病形》说"十二经脉，三百六十五络，其血气皆上于面而走空窍……其宗气出于鼻而为臭"，即是阐述鼻闻香臭之功能。《素问·六节藏象论》指出，"五气入鼻，藏于心肺，上使五色修明，音声能彰"，即是明确鼻可助发声。熊老先生认为，鼻可助卫气御邪毒，如《灵枢·口问》云："阳气合利，满于心，出于鼻，故为嚏。"嚏则卫气宣发，拒邪于外，祛邪外出。熊老先生提出鼻为窍道，下通于肺，可作为病邪外出人体的通道，如《素问·评热病论》谓："劳风……治之奈何……咳出青黄涕，其状如脓，大如弹丸，从口中若鼻中出，不出则伤肺，伤肺则死也。"故熊老先生在疗肺系疾病时，若患者药后涕不减反多，而其他症状逐渐减轻，则认为此为用药得法，邪气外出，当乘胜追击，守法继用，驱除留寇。

《内经》明确指出咽司吞咽，喉行呼吸、助发声。如《灵枢·胀论》言："咽喉小肠者，传送也。"《灵枢·忧恚无言》指出："咽喉者，水谷之道也；喉咙者，气之所以上下者也。"又说："会厌者，音声之户也。口唇者，音声之扇也。舌者，音声之机也。悬雍垂者，音声之关也。颃颡者，分气失也。"这些初步说明了咽喉的多器官共同作用而发声。熊老先生尝说，发声异常，现世喉暗者最为多见，喉暗者多声带有结或息肉，《内经》示我们声之所发由肺气外宣，经口唇、舌、会厌、悬雍垂协调而发，则治疗喉暗切勿只知活血散结。

　　熊老先生认为，纵然《内经》对五官解剖和功能的认识与西方医学存在不同，一些认识也有所局限，然中医理论体系毕竟不同于西方医学，《内经》认识到的诸多生理可用以指导病理的治疗。比如《素问·五脏别论》云"五气入鼻，藏于心肺，心肺有病而鼻为之不利"，故鼻病治肺、治胆效果欠佳之时，或可从心而治；又如《灵枢·脉度》云"肺气通于鼻，肺和则鼻能知香臭矣"，若鼻不闻香臭，则可从肺而治。为医者，当举一而反三，方能医法圆通。

　　熊老先生认为耳鼻咽喉为脏腑之外候，其发挥正常功能有赖脏腑精气濡养。脏腑气血充足，则五官通利调达，如《灵枢·五阅五使》道："鼻者，肺之官也……耳者，肾之官也。"《素问·金匮真言论》曰："西方色白，入通于肺，开窍于鼻。"《素问·阴阳应象大论》提出"脾主口""肺主鼻""肾主耳"等，《灵枢·脉度》曰："五脏常内阅于上七窍也，故肺气通于鼻，肺和则鼻能知臭香矣；心气通于舌，心和则舌能知五味；肝气通于目，肝和则目能辨五色；脾气通于口，脾和则口能知五谷矣；肾气通于耳，肾和则耳能闻五音。"反之，脏腑阴阳失调，则五官司职失序。肾精亏损，耳窍失养，可致耳鸣耳聋。如《灵枢·决气》云："精脱者，耳聋……液脱者……耳数鸣。"肾精亏虚，致髓海不足，亦可致耳鸣、耳聋、眩晕。如《灵枢·海论》曰："髓海不足，则脑转耳鸣。"肝阴不足，肝阳上扰清窍，亦可产生耳鸣耳聋、耳眩晕等病证。《素问·脏气法时论》云："肝病者……虚则目䀮䀮无所见，耳无所闻。"鼻为肺窍，肺病则最易致鼻之不利，如《灵枢·本神》谓："肺气虚，则鼻塞不利少气。"《素问·五脏别论》云："五气入鼻，藏于心肺，心肺有病，而鼻为之不利也。"则鼻病亦勿忘于治心。肝胆内寄相火，最易为热，《素问·气厥论》谓："胆移热于脑，则辛頞鼻渊，鼻渊者，浊涕下不止也。"肾虚也可致咽喉病证，肾精亏虚，咽喉失于濡养而干燥，若《灵枢·经脉》所言："肾足少阴之脉，所生病者，口热舌干，咽肿上气，嗌干及痛。"

　　熊老先生认为，察耳鼻咽喉诸窍可审脏腑之病理改变。如《灵枢·五阅五使》提出："以官何候……以候五脏。故肺病者，喘息鼻张；肝病者，眦青；脾病者，唇黄；心病者，舌卷短，颧赤；肾病者，颧与颜黑。"《素问·刺热》曰："脾热病者，鼻先赤。"《灵枢·脉度》则曰"五脏不和，则七窍不通；六腑不和则留为痈"。五官分属五脏，查外知内，以官窍的变化可得知相应脏腑的病变。

　　熊老先生认为，善用针者，须明其经络。经络内连脏腑，外通诸窍，输脏腑之气血于官窍，使官窍得养，各司其职。《灵枢·邪气脏腑病形》言："十二经脉，三百六十五络，其血气皆上于面而走空窍……其别气走于耳而为听，其宗气上出于鼻而为嗅。"经络或直接通于耳鼻咽喉，或经别、别络散及其处。若《素问·谬刺论》云："邪客于手足少阴太阳足阳明之络，此五络皆会于耳中，上络左角。"

熊老先生细察《内经》之经络，依耳鼻咽喉诸窍逐一阐述。行于耳之经脉有7条：手阳明大肠经、足阳明胃经、手太阳小肠经、足太阳膀胱经、手厥阴心包经、手少阳三焦经、足少阳胆经。熊老先生认为，诚然耳为肾之窍，但思耳之经络，临证亦应考虑肝胆、脾胃、肺在耳疾发病中的重要性。同样，熊老先生予针法、灸法治疗耳鸣、耳聋，多取肝、心、胆经之穴。经鼻之经络有8条：手阳明大肠经、足阳明胃经、手少阴心经、手太阳小肠经、手少阳三焦经、足太阳膀胱经、足少阳胆经、足厥阴肝经。经咽喉的有11条：手太阴肺经、足阳明胃经、足太阴脾经、手少阴心经、足少阴肾经、手少阳三焦经、足少阳胆经、手厥阴心包经、足厥阴肝经。除此之外，奇经八脉亦与耳鼻咽喉有密切联系：若督脉自颠顶下鼻柱，至鼻尖；任脉经咽喉上颐，上交龈交，循鼻左右；阴跷脉至咽喉，出人迎之前，入鼻；阳跷脉过咽，循鼻外侧达目外眦；冲脉会于咽喉；阴维脉上行至咽喉。诸经络均上官窍，故经络受邪，或气血不通，经气不利，也可导致官窍诸疾，故熊老先生行针用药时，常以此为指导。

（3）法效《内经》

《内经》细述了耳鼻咽喉之生理，其对某些疾病的见解甚为独到，熊老先生亦常以此为基础探索相应疾病的治疗。如《素问·脉解》曰："所谓耳鸣者，阳气万物盛上而跃，故耳鸣也。"《素问·气厥论》云："胆移热于脑，则辛頞鼻渊。鼻渊者，浊涕下不止也。"这也是关于鼻渊的最早定义。胆热上蒸清窍，煎炼津液，壅塞气血，化腐成脓而致鼻渊。熊老先生对此深有感触，这亦是熊老先生提出吉雷开窍汤的病机依据所在。《素问·阴阳别论》："一阴一阳结，谓之喉痹。"指出了喉痹的病因病理为一阴一阳结。熊老先生认为，此"一阴"指厥阴，"一阳"指少阳，厥阴主气，少阳主火，气得火即化为风，火风盛则肺气受伤，喉痹乃生。《灵枢·杂病》又言："嗌干，口中热如胶，取足少阳。"提出喉痹可从少阳论治。少阳为阳枢，调枢机则阴阳顺而不结，故不为痹。故熊老先生治疗喉痹之首要大法亦在调和枢机。同时《内经》对怀孕而致声音嘶哑的原因亦有论述，认为系胞宫的脉络被胎儿压迫而阻塞不通所致，而胞宫的络脉系于肾，足少阴肾经贯肾而系舌根，故出现喉喑。熊老先生感于此，故认为孕妇非外感而致之喉喑为生理现象，轻者不予药，嘱饮水润之，并少言，重者少与蝉蜕、桔梗之属轻清宣利即可，以防损及胎元。

熊老先生亦直接采用《内经》之法疗疾。如《灵枢·厥病》记载："耳聋无闻，取耳中；耳鸣，取耳前动脉；耳痛不可刺者，耳中有脓，若有干耵聍，耳无闻也；耳聋取手小指次指爪甲上与肉交者，先取手，后取足；耳鸣取手中指爪甲上，左取右，右取左，先取手，后取足。"熊老先生亦将此运用于临床。耳中者，即当今所谓之鼓膜，熊老先生认为耳聋由鼓室内气机不畅者，以长针刺耳中，气机畅则耳复得闻，熊老先生用此法甚效。

熊老先生认为后世诸多思想，无不源于《内经》，《内经》作为中医理论之渊薮，不予掌握，则为无源之水、无本之木。熊老先生极力倡导医者常读《内经》，望诸家能从《内经》中汲取中医之精髓。

2. 取意仲景

在熊老先生看来，《内经》为中医理论之根本，而仲景之《伤寒论》为临床医学之圭臬，教人以诊病治病的良策。熊老先生一生都在研读经典，深悟仲景之意，化而用之临床。

（1）重视辨证，亦善用经方

熊老先生自幼跟随父亲熊吉之习医，实践丰富，尤为重视辨证论治。辨证论治乃中医一大基本原则，《伤寒论》六经辨证奠定了中医临床辨证论治的基础。熊老先生体悟经典原文，并灵活为己所用。

《伤寒论·辨太阳病脉证并治上》中提及："太阳中风，阳浮而阴弱，阳浮者热自发，阴弱者汗自出，啬啬恶寒，淅淅恶风，翕翕发热，鼻鸣干呕者，桂枝汤主之。"虽此条鼻鸣为兼症，然其揭示了肺失宣降的病机，熊老先生化裁用之，常以桂枝、白芍为药对，或以干姜换生姜，用于体虚鼻衄者。又如《伤寒论·辨阳明病脉证并治》云："阳明中风，脉弦浮大，而短气，腹都满，胁下及心痛，久按之气不通，鼻干，不得汗，嗜卧，一身及面目悉黄，小便难，有潮热，时时哕，耳前后肿，刺之小差，外不解，病过十日，脉续浮者，与小柴胡汤。"足少阳胆经，其支脉，从目外眦，下行至大迎，折行于颇，过颊，再下行于颈。胆火上炎，熏蒸津液，故可见鼻干，仲景以小柴胡汤清泻少阳，则胆火去，肺气清，津液布，鼻干得解。《伤寒论·辨太阳病脉证并治》中云："伤寒若吐，若下后，心下逆满，气上冲胸，起则头眩，脉沉紧，发汗则动经，身为振振摇者，苓桂术甘汤主之。""太阳病发汗，汗出不解，其人仍发热，心下悸，头眩，身𥆧动，振振欲擗地者，真武汤主之。"《金匮要略·痰饮咳嗽病脉证并治》云："心下有痰饮，胸胁支满，目眩，苓桂术甘汤主之。""心下有支饮，其人苦冒眩，泽泻汤主之。"熊老先生常用真武汤、苓桂术甘汤、泽泻汤辨证加减治疗耳眩晕。《伤寒论·辨少阴病脉证并治》曰："少阴病，二三日，咽痛者，可与甘草汤，不差，与桔梗汤。"《金匮要略》中提及："妇人咽中如有炙脔，半夏厚朴汤主之。"故熊老先生在治疗一些喉科疾病时，往往也化裁合用桔梗汤、半夏厚朴汤。《金匮要略·惊悸吐衄下血胸满瘀血病脉证并治》提及："心气不足，吐血、衄血，泻心汤主之。"故熊老先生也有取泻心汤之意治疗心火上炎之鼻衄。熊老先生熟读《伤寒》《金匮》，善用经方而不泥于温补，用可借之法，裁可用之方，辨证论治，每获奇效。

（2）明于解读，识病机特性

耳鼻咽喉科之疾病，病人或仅有局部表现，专科特性甚为突出。《伤寒论》与《金匮要略》篇名为"辨……病脉证并治"，熊老先生认为仲景篇名之"病"，即要强调疾病专有之特性。若《金匮要略·痉湿暍病脉证并治》云："太阳之为病，发热无汗，发恶寒者，名曰刚痉。""太阳病，发热，脉沉而细者，名曰柔痉。"《金匮要略·百合狐惑阴阳毒脉证并治》曰："狐惑之为病，状如伤寒，默默欲眠，目不得闭，卧起不安，蚀于喉为惑，蚀于阴为狐，不欲饮食，恶闻食臭，其面目乍赤、乍黑、乍白。蚀于上部则声喝，甘草泻心汤主之。"这是仲景辨柔痉、刚痉、狐惑病的条文。凡"痉"者，必经脉不利，此即"痉病"之病机特性；狐惑之为病，不论"蚀于喉""蚀于阴"，总有"邪蚀"，此亦狐惑病之病机特性。熊老先生早年诵读原文，对此无多大体会，及至侍诊于其父熊吉之，亲自临证体会后，再返回品味仲景话语，猛然开悟，慨然而叹早年"熟读仲景多年而不明仲景"，领悟到认识疾病病机特性的重要性，尤其是对五官科疾病诊疗的重要性。

熊老先生善治声音疾病，他曾有这样一番论述，大意是说，关于喉暗一病，前人有"金实不鸣""金破不鸣"之说，诚如陈念祖《医学三字经》所言，"肺如钟，撞则鸣；风寒入，外撞鸣；痨损积，内撞鸣"，金则为肺，不论"金实""金破"，其病位总归在肺，不管"外撞""内撞"，总由肺气失宣，喉窍不利所致，故其治疗上不管何种不鸣，都得治肺，都得宣肺开音。这是熊老先生关于喉喑一病总体病机的阐述。由此，熊老先生总结了五官科诸多疾病之病机特性，他认为头面清空之窍，不堪外邪，邪气犯窍，则耳失感音、纳音之功，鼻失嗅味、纳气之职，喉失发声、言语之变，因而在治疗头面诸窍疾病时，常以"疏风散邪，宣肺通窍"为治疗大法，并自拟清窍汤（荆芥穗、薄荷、桔梗、僵蚕、柴胡、白芷、川芎、黄芪）以治之。在治疗上，治喉疾每以疏风宣肺为主，方药中多有桔梗、薄荷；疗鼻疾多以辛凉开宣为主，比如薄荷、辛夷；治耳疾多以理气活血为主，又如川芎、柴胡。既辨证论治，又针对该病特有之病机，疗效更显。

熊老先生强调临床在辨证论治的基础之上，强调辨识疾病专有病机特性之重要性，辨证论治是中医学的一大原则，是中医诊疗的核心精髓，乃立法处方之大法，以辨证为主，立主要之法，处基本之方，再结合疾病专有之病机特性，加用一两味，稍作点拨，方可游刃。

（3）重护脾胃，祛邪必护正

《素问·平人气象论》云："平人之常气禀于胃，胃者，平人之常气也，人无胃气曰逆，逆者死。"后人总结"有胃气则生，无胃气则死"，仲景著书临床，无不重视固护胃气。如《伤寒论·辨不可下病脉证并治》中云："病欲吐者，不可下。""伤寒呕多，虽有阳明证，不可攻之。"欲吐与呕多，不可下，则其病非实，胃气不足，当降不降，反而上逆，故或呕或吐，仲景示人"不可下"，即示其人胃气本虚，纵有阳明实证，亦不当下，以防再损胃气；又如仲景处方，三承气汤均伍炙甘草以护胃缓中，同时强调"若一服谵语止，更莫复服"，或者"得下余勿服"，皆是中病即止，以防过下损伤胃气；又如太阳蓄水证之调护："太阳病，发汗后，大汗出，胃中干，烦躁不得眠，欲得饮水者，少少与饮之，令胃气和则愈。"大汗后耗伤津液，胃津不濡，故见口渴，气随津脱，则胃气受损，此时如若渴而大饮，则胃气不受，更为水停，胃气更损……熊老先生于仲景只言片语之中悟其护胃之思想，并实践之于临床。

然熊老先生观于临床，深感前人护胃之不足：治喉疾多过用清热泻火，苦寒攻伐，一看咽喉红肿便处以芩、连，体弱之人纵有红退肿消，药毕或又出腹满便溏、口渴口苦之症；治耳疾过用补益肝肾、填精补髓，不问舌苔之厚薄、苔质之腐腻，辄用熟地、山萸，又不加强助运之力，耳疾小瘥，则脘痞、纳差即现。因此，熊老先生临证，往往用药及至五官稍利，则又转来培运中州。熊老先生叹前人口念脾胃为气机升降之枢纽，临床却抛之脑后，故一改前人立法处方之弊。治喉疾每以疏风宣肺为主，清热利咽为辅；疗鼻疾多以辛凉宣肺为主，清胆泻火为辅；治耳疾多以理气活血为主，补肾培本为辅。除急症重症，所选之方药也多轻灵平和，每每不忘健运脾胃。一些疾病亦从脾胃论治，补其不足，调其升降，后天之本健运，气机枢纽调达，则气血生化有源，气机升降有序，而病得愈。如熊老先生曾治疗一黄姓男性喉痹患者，诉其经常发生咽喉干痒，喉部有异物梗阻感，劳累后症状加重，常伴倦怠、乏力、气短懒言等气虚症状，口干欲饮而不多，纳差，腹胀，便溏，眠差，舌淡红，边有齿痕，苔薄白，右关脉弱，主以补中益气汤加减补益中州，辅以逍遥散疏肝健脾，而病得痊愈。

熊老先生重视固护脾胃，扶益正气，临证时四诊精察病人正邪强盛，以邪盛为主，则先祛邪，佐以健脾助运之药，如鸡内金、建曲、焦楂之属，及至邪气祛除大半，则加强扶正，可加用白术、山药之品，同时辅助祛邪，以追穷寇；若以正虚为主，则处方主以补益，辅以祛邪，补益之品易于壅滞，故熊老先生亦多用鸡内金、茯苓、升麻、枳壳以助脾胃之健运，调中焦之升降，以达补而不滞。

（4）用药精当，处方精练

熊老先生注重"大道至简，药亦至简"之理。观仲景用方，妙在精当，除鳖甲煎丸、薯蓣丸等极少数针对病机复杂之病所立之方外，用量精良，甚至一味药独立成方，如一味瓜蒂汤之效专力猛，若甘草汤之轻清甘润，更有桂枝汤用五味之药，"外证得之，解肌和营卫，内证得之，化气调阴阳"，酸甘化阴，辛甘化阳，被柯韵伯称为仲景"群方之魁"。历代医家无不赞经方之精妙，熊老先生亦未尝不慨然叹仲景之才秀。熊老先生处方，析病之因，道以制药，亦力求精当。然欲处方精当绝非易事。

虽然早年即随父亲临床，看父亲治病处方不计其数，然到熊老先生独自临证时，处方难免不畏畏缩缩，看见病人症状明显突出的时候，也难免对症多用几个药物，以求疗效。随着独自临床实践的增多，四诊感受的增强，对病机的把握愈加精准；同时，病人的反馈是熊老先生学习的最好途径，用不同的药，病人反馈不同，长此以往，熊老先生对药性、药量的把握也日趋精准。有了对病机的准确把握，和对药性、药量的掌握，熊老先生处方亦逐渐精简。处方时熊老先生先针对主要病机立一主方，再根据次要病机或者症状选药，而精简主要表现在对次要病机或对症的用药上，选择类似功效药物中的一两味，同时注意量的把握，以达良效。如肝肾阴虚之耳鸣，主要病机是肝肾阴虚，故可选择六味地黄丸，阴虚致阳亢而耳鸣，故还需加用潜阳之药，如石决明、生龙骨、生牡蛎、珍珠母、龟板等，此时即根据病人主要表现，选择最为合适的一两味，用量到位，即可使处方精简。

熊老先生亦主张，临床不可一味强调精简处方，必须准确把握病机，对药性、药量的把握也得到位；其次，一些疾病，尤其是老年患者，疾病病机往往很复杂，虚实夹杂，寒热并存，而药味太少难免无法兼顾复杂的病机，仲景尚有薯蓣丸、鳖甲煎丸之大方，何况后辈凡医。

（5）用药讲究，重视调护

熊老先生以为仲景所立方药，组方严谨，用药亦甚为讲究。首先针对病机把握药物间的用药比例，比如桂枝汤，原方桂、芍是等量的，然加桂一两，即成为治疗冲气上逆之奔豚气之主方；桂不变，而加芍药三两，即变成治疗太阴病腹满时痛之主方；若去芍，仅用桂、姜、枣、草，即变成治疗太阳病误下后脉促胸满之主方，这即是把握药物剂量比的重要性。同时仲景用药讲究，如桂枝汤中桂枝要"去皮"，后世医家认为是去其中"粗皮"，因汉代桂枝不像现在全是嫩的枝丫，还包括一些老树皮，即肉桂，肉桂走里，若不去掉则影响桂枝汤疗效，所以"去皮"是去粗皮；又如半夏要水洗，杏仁要去皮尖，附子有时炮用，有时生用……这些都对熊老先生有颇大启发。

首先，熊老先生研究各种药物的性味，包括鉴别，以区分哪个品种的药材效果最好，哪种炮制的药物哪方面的效果好，何种煎煮方法能够发挥最大作用，亲自试药也是常有的事情。熊老先生觉得用药如用兵，首先自己的军队得训练有素，又要了解自己的军队，才能够驰骋沙场。所以，熊老先生处方上常常强调薄荷后下，起锅前须臾即可；附子先煎，杏仁、桃仁捣碎……同时，也严格把握药物的剂量比例，针对病机和症状的轻重等差别处以不同的药量。比如吉雷开窍汤，若患者以胆热为主，即加重方中黄芩、栀子、龙胆的比例；若以肺气不利为主，即增大薄荷、辛夷剂量。总之，亦是谨守病机。

仲景的调护方法更是为人所称道，尤其是桂枝汤的调护法，仲景苦口婆心告诫后人，温服、温覆取小汗，再三强调中病即止，不必尽剂，且要禁"生冷、黏滑、肉面、五辛、酒酪、臭恶等物"。熊老先生认为，要保证处方的有效。必须要把握几个环节，一是辨证处方正确，二是药物品种炮制选用合理，三是煎煮方法正确，四是调护适宜，如此多方面共同配合，方能保证疗效。所以，熊老先生也尤其强调病人的调护问题，包括饮食忌宜、保持情绪舒畅、避风寒、提高自身免疫力。比如熊老先生强调，大多数五官疾病的患者都要禁食辛辣、腥臊之物；喉喑患者更要注意保护嗓子，切忌大声喊叫；耳鸣耳聋病人尤其要注意保持情绪舒畅，注意保证休息时间和质量；鼻衄患者要注意避风寒，减少感冒次数，同时尽量不要大汗，以防损气，通过合适的方式提高身体素质，扶助正气。

因为熊老先生要跟病人详细交代药物的煎煮方法、药后调护，尤其是初诊病人，所以熊老先生看病速度并不快，也因为这样，跟病人有了足够多的交流，病人也更信任熊老先生，对病情的好转也是有益的。

从最初背诵《伤寒论》《金匮要略》，到后来对临床的不断深入体会和实践，熊老先生不断从仲景书中找到灵感和启发，所以熊老先生经常讲，虽仲景离我们相去一千多年之远，但仲景的训诫必须时时勿忘于心！熊老先生熟读仲景，对经方有自己的看法和研究，临床治病取意仲景，也对《金匮要略》所讲之杂病的治疗有很多心得和体会。在临床中，熊老先生不仅仅只看五官科的疾病，也看一些其他内外科的疾病。熊老先生认为，中医讲求整体观，不论何处所患之病，只要辨证论治，都可立法处方。所以熊老先生也告诫后人，切勿看五官而不见全身，整体观也是中医的一大原则！

3. 尤重温病

熊氏医学世家，祖居重庆。巴蜀之地，四塞之国，山叠嶂，水纵横，其川也大，其山也巍。每至暑与长夏，天暑下迫，地湿蒸蕴，杂气交感，人处其间，湿热与温邪为害者居多。再加民国之时兵殍为害，温热、湿热、疫疠横行。熊老先生实践知伤寒、温病之理论于耳鼻咽喉疾病治疗皆较常用，然以温病之理论治更多，疗效亦好，由是形成熊老先生尤重温病之学术思想。

关于中医四大经典者，有人以为《内经》《难经》《神农本草经》《伤寒杂病论》，有人则倡《内经》《难经》《伤寒杂病论》和"温病"。有人谓"温病"乃一大学派，纵有《瘟疫论》《温热论》《温病条辨》《湿热病篇》《温热经纬》等有名之医籍，然未有一部足以称为经典。熊老先生认为，无论是否被称为经典，只要对临床有指导意义，则当品读。温病学派起于明清，去今世最近，且亦有诸多经典之作，尤其是《温病条辨》，当看作是总结之作，亦不可不谓理法方药俱备。

（1）官窍初受，邪多温热

熊老先生认为，头面之窍，赖五脏精华之血所充，六腑清阳之气所养，名曰清虚之所，温热邪气袭人，经官窍而至脏腑，故官窍易受其病。吴又可《瘟疫论》言："温疫之邪，从口鼻而入。"叶桂《温热论》云："温邪上受，首先犯肺。"《温热经纬》中吴鞠通评《叶天士外感温热病篇》引经言："皮应天，为万物之大表。天属金，人之肺亦属金。温者火之气，风者火之母，火未有不克金者，故病始于此。"温邪为害，口鼻首当其冲，或为温邪怫郁，火热伤津，清窍因温热而涸，或为湿温杂感，窒滞卫气，湿温留驻。临床中，熊老先生亦见患此类病证之人，新感者多有温热之性，故认为头面之窍乃清虚之地，难耐六气之过，最易受温热之邪而为病。

熊老先生认为温热初犯，侵及官窍，即有鼻塞、流涕、口渴、咽喉疼痛而干或耳胀耳痛之症状，见鼻甲肥大，鼻黏膜色红而干，鼻腔可见黄浊涕，或耳部见鼓膜稍充血、浑浊，甚者有浊液居其中，咽部充血、乳核或大，或声音嘶哑，伴见发热、微恶寒、头昏头痛等症。如若耳脉空虚，风热乘之，与津液相搏，可见耳疮。熊老先生指出，巴蜀之地，湿邪尤甚。长夏湿热熏蒸，湿热或暑湿最易袭人而为病。若湿温犯之，如《温热经纬·薛生白湿热病篇》所言"湿热病，始恶寒，后但热不寒，汗出，胸痞，舌白，口渴不引饮"之表现，在耳鼻咽喉方面则可表现为鼻塞，鼻窦疼痛，鼻部黏膜色红，不甚燥，有润意，其间见黄浊涕，或耳部见耳腔浊滞，鼓膜充血、浑浊，甚者有浊液居其中，咽喉疼痛干燥，伴身重，乏力，渴不甚喜饮。温邪传变甚速，卫分未尽，气分已见。至气分之时，脏窍同病，或其他外邪袭人，随热性之体从化，内郁化热，仍在气分，邪盛而正实，如叶桂之"在阳旺之躯，胃湿恒多；在阴盛之体，脾湿亦不少。然其化热则一"的观点。正邪交争剧烈，阳热有余，火性上炎，则其人壮热烦渴，烦躁不安，大便秘结，小便黄赤，咳喘息粗，胸部疼痛，甚者鼻翼扇动，神昏惊厥，然诸窍之表现各有不同。

《医灯续焰·小儿杂述·耳》言："耳者，心肾之窍，肝胆之经也。"耳为肾窍，本脏属肾属水。故熊老先生认为耳窍为水湿易于集聚之地，外之湿热入窍，与耳腔内津液相搏，湿热化燥伤津，于人体有益之正常津液不足，外来之湿邪填之，导致正邪黏滞难解，且耳窍狭长，一旦湿热蒙蔽，邪气很难外疏。二者在气分之较长病程中逐渐演变，水成黏腻之水，气成秽浊之气。故湿热及气，累及耳窍可出现耳鸣、耳胀、听力减退，头昏，耳部热、痒、疼痛，耳郭或耳道见水湿浸淫之象，或起水疹，皮肤糜烂发红，或耳窍流脓，或鼓膜浑浊发红，或可见液平面，抽出浓稠或黄稠积液等。

《仁斋直指方·鼻论》云："肺为气之主，通窍于鼻。鼻者，清气出入之道路也。阴阳升降，气血和平，则一呼一吸，营卫行焉。"熊老先生认为，肺通窍于鼻，故鼻部不适为肺脏不宣不降、不能治节时最直观的表现。湿热在气，入于鼻窍则清窍阻滞，为鼻塞、鼻肿，鼻腔表皮受其浸淫而糜烂红肿；心火劫烁，则湿热化燥，鼻燥阴伤；湿热及于肝胆，移热于脑，则"辛频鼻渊"，胆腑之热借经络之道路，可传于脑，下犯鼻窍，可见鼻流脓涕不止也。另外，熊老先生认为，肾脏本虚，不能御邪，湿热入侵，直趋下焦，故可见肾经湿热与鼻病同时出现，则脓涕、鼻肿之时伴见肾虚湿热之症。若热甚灼伤血络，亦可见鼻衄等症。

至于咽喉之地，熊老先生认为其乃一身之总要，百节之关头，呼吸出纳之门户也。其生于肺胃之气，乃呼吸出入、音声散发与水谷通利之路。咽以咽物，接三脘，通胃腑，下连脾脏。外之湿热从咽部直行中焦，脾胃为湿热困阻，湿热从中焦蒸腾而上，熏灼而致咽部失润，临床可见咽部、乳核红肿疼痛，干燥灼热，有颗粒分布其间，口中黏腻，咽有异物感，不能饮食。喉以候气，上接于天，下通五脏，主肺气之流通，属肺之系。湿热袭之，客于喉间，蕴蓄不散，令声音嘶哑、喉间疼痛，甚者呼吸不畅。邪在气分，总归温热与湿热两邪，总以热灼与津伤为主要表现。湿热之邪亦看湿与热孰轻孰重而已。熊老先生治疗邪在气分之耳鼻咽喉疾病，总以脏腑为本，邪气为标，标本兼治。辨邪结何处，据邪之性质与脏腑体用治病。

熊老先生总结，若疾病初期即有耳鼻咽喉之病者，其邪多为温热邪气，自口鼻而入，伤及官窍。然久病旧病者则不同，临床为虚、为寒者亦不乏见，故不可见五官疾患而妄投寒凉。

（2）辨证思路，推崇三焦

三焦辨证为温病辨证核心方法之一。清代名医吴鞠通以内经三焦为基础，其将病位与疾病传变病理变化层次相结合，本质属于温病传变规律之总结。耳鼻咽喉疾病虽初病者多与温热之邪有关，然久病旧病则不然。三焦辨证乃辨病位之良法，熊老先生化吴鞠通三焦辨证为己用，认为辨证当明三焦之别，在上焦者，多属心肺；在中焦者，多归脾胃；在下焦者，则究肝肾。然不拘温热之说，明辨三焦，再辨寒热虚实。

在上焦之热者，则多与温热之邪在卫、气分相关。温热扰于口鼻，口鼻津液被伤，当见鼻塞、流黄浊涕、口渴、咽喉干痛，耳部胀闷不适。其病尚处于较轻之层次，如若不解，传入同在上焦之心，心火亢盛，则可鼻衄、鼻塞、咽肿喉痛；属寒者，熊老先生则结合仲景之说，或为上焦阳气不足，则可见虚寒性鼻衄、鼻鼽，治之以甘草干姜汤、桂枝甘草汤之属；或饮邪内停而成清涕、眩晕之症，治之以苓桂术甘、小青龙之例。《素问·五脏别论》云："五气入鼻，藏于心肺，心肺有病而鼻为之不利。"鼻病可治其心肺，熊老先生认为，窍病亦可治其心肺。常人或以为耳与肝、肾、心关系最大，然《证治汇补·卷四》言："肺主气，肺气贯于耳。"《温热经纬·余师愚疫病篇》云："坎为耳，故耳为肾水之外候。然肺经之结穴在耳中，名曰笼葱，专主乎听，金受火烁则耳聋。凡温热暑疫等证耳聋者，职是故也。不可泥于伤寒少阳之文，而妄用柴胡以煽其陷。故古云耳聋治肺。"故在上焦者，熊老先生尤其重视耳病治肺：病尚在表，当以汗解；病入里者，当调其宣降。

中焦者，脘腹之处，脾胃所居之地，为三焦之枢纽也。脾主升清阳气之上，胃主降浊阴气之下，清浊之分由此而定。蜀地湿盛，故熊老先生认为民病多湿，若邪从湿化，郁阻脾胃，升降失常，气机不利，精气不得上输诸窍，或湿邪夹他邪上犯，则官窍亦可受病。且亦有寒热之不同，其湿夹热者，湿热内阻，清阳之气不得升腾濡润清窍，升腾之物乃湿热邪气，湿热之邪停滞于耳窍、鼻窍、咽喉，则见耳鸣、耳胀、耳流黄水、鼻流黄涕、鼻黏膜红肿而润、咽喉肿痛，伴见身热不扬、头重身痛、小便不利、大便不爽或溏泄等症，其治则当利湿泻热，若三石汤、杏仁滑石汤类方；其湿夹寒者，寒湿内盛，困阻阳气，或湿盛阳微，官窍失温，则耳鸣、眩晕、鼓膜色淡，清涕量多，鼻衄色浅，或喉间总有黏痰，伴形寒肢冷、纳差、便溏之症，其治则温阳祛湿，如理中汤、苓姜术桂汤之属。总之，湿邪为患尤甚，祛湿乃不可废。祛湿之法，熊老先生善借薛生白与吴鞠通之法，或以薛之藿香叶、薄荷叶、鲜荷叶、佩兰叶等芳化，或以吴之诸加减正气散以宣利，参与分消湿热方中或温阳化湿法内，均有良效。

下焦属肝肾，肝藏血，肾主水藏精，血、水、精，此三者皆为阴。熊老先生认为若真阴耗损，阴不潜阳，浮阳外越，虚热内扰官窍，则见耳鸣若蝉，声不高而音调高、鼻干、咽干、黏膜色红、声嘶等症，伴见身热面赤颧红，手足心热甚于手足背，口干，舌燥等阴虚内热之象；肝肾内寄相火，阴血不足，则相火易炽，故以肝肾阴虚，肝热阳亢者为常见。其治则当滋阴潜阳，轻则复脉汤，重则镇肝熄风汤、三甲复脉汤，甚则定风珠之属。或真阳不足，饮邪泛溢，而为清涕、耳鸣、眩晕之症，伴见形寒肢冷，腰膝冷痛，肠鸣下利，则附子理中、真武汤之类。又"五脏之伤，穷必及肾"，及至病及下焦肝肾，则必久病或肝肾本虚。久病多瘀，久病入络，故熊老先生于下焦之五官病者，酌加活血通络之品，轻者如川芎、鸡血藤之类，重若地龙、僵蚕、地鳖等物。

（3）膜原之理，重调枢机

熊老先生总结诸家所言膜原之病，认为此乃湿热秽浊邪气从口鼻而入，或直击膜原分布三焦九窍，或入于肠胃之间，导致三焦气化不利，表现多为既不属于经脉血络肌表之病变，亦非脏腑体用异常之病变。其多表现为寒热往来如疟，脘痞呕逆，汗出肢痛，手足沉重，舌苔厚腻浊或如积粉，脉缓。邪伏膜原，乃温病学派创新之理论。所谓膜原者，于《内经》为最早之萌芽，《素问·疟论》言："其间日发者，由邪气内薄于五脏，横连膜原也，其道远，其气深，其行迟，不能与卫气俱行，不得出，故间日乃作。"《素问·举痛论》言："寒邪客于肠胃之间，膜原之下，血不得散，小络急引故痛……寒气客于小肠膜原之间，血络之下。"《灵枢·百病始生》言："邪气留而不去，传舍于肠胃之外，膜原之间，留著于脉，稽留不去，息而成积。"此知先秦之时膜原一指脏腑连接之间，二指胃肠之间，且其所指专为病位之处。

膜原理论发展成熟于明清温病学派。邪伏膜原之说，由吴又可于《温疫论》

中最早提出，曰："邪自口鼻而入，所客内不在脏腑，外不在经络，舍于伏脊之内，去表不远，附近于胃，乃表里之分界，是为半表半里，即内经所谓横连募原是也。"更有"汗之徒伤表气，热亦不减；又不可下，此邪不在里，下之徒伤胃气，其渴愈甚"之论述。吴氏以为膜原者，处于表里之分界之处，去表不远，附近于胃，乃内经所言肠胃之间之膜原也。且于此于瘟疫，立疏利透达之法，创达原饮之方。渐其后温病先贤叶桂、薛己、俞根初、雷丰等皆有论述或立方。叶桂于《临证指南医案·湿》中云："时令湿热之气，触自口鼻，由募原以走中道，遂致清肃不行，不饥不食，但温乃化热之渐，致机窍不为灵动，与形质滞浊有别，此清热开郁，必佐芳香以逐秽为法。"此言湿热秽浊之气阻于清窍，湿热邪气传于耳鼻咽喉窍，机窍皆为其所制，多失灵动，必以清热开郁，佐芳香以逐秽为法则治之。叶氏亦言"吸受秽邪，募原先病""由募原分布三焦"。薛生白有"湿热之邪……邪由上受……病多归膜原""湿热阻遏膜原"等说。其治之则仿吴又可达原饮法。俞根初云："所伏之邪，在膜原则……病多湿温。"其创柴胡达原饮以治之。雷丰言："秽浊者，即俗称为龌龊也。是证多发于夏秋之间，良由天暑下逼，地湿上腾，暑湿交蒸，更兼秽浊之气，交混于内，人受之，由口鼻而入，直犯膜原。"其以宣透膜原法治之。

熊老先生以为，随着温病理论之逐渐完善，于"膜原"之认识亦不断加深，现"膜原"已不单纯作为病位概念，邪在膜原被认为是一种病理变化阶段。为邪气出入表里之通道、中介，此所受病则三焦气机不畅，脏腑气机不利，熊老先生以为，此种"邪伏膜原"之治法，实则类同调节枢机。

熊老先生认为耳鼻咽喉疾病，当重视枢机的作用，调节枢机便能调节阴阳开合，调节气机升降出入，枢机调则清升浊降，邪出里安。且枢机易壅滞不利，强调枢机利则阴阳和。薛生白以柴胡、厚朴、槟榔、草果、藿香、苍术、半夏、干菖蒲、六一散等味宣透膜原之湿热，俞根初柴胡达原饮以透邪出膜原。熊老先生更认为调枢机者莫过柴胡，每多以柴胡为主药，间参以温病先贤之宣透膜原诸法于方中，亦有好的效果。是故熊老先生也因善用柴胡，被后人称为"柴胡派"或"少阳派"。

（4）善用温病之方

熊老先生善假先贤之名方，如善用仲景之真武汤、苓桂术甘汤、泽泻汤辨证加减治疗耳眩晕，善化裁合用仲景之桔梗汤、半夏厚朴汤疗咽喉之病。同时，熊老先生亦善用温病之方。

温病学派之方，总不若伤寒之温散，然巴蜀之地，湿邪为患，尤其长夏湿热熏蒸，湿热亦多，故熊老先生用温病之方最多者当属清利湿热、宣透膜原类，比如三石汤、杏仁滑石汤、诸加减正气散、达原饮、柴胡达原饮之类。熊老先生尤其欣赏《温病条辨》诸方，该书亦可谓方证同条。《温病条辨·上焦篇》云：“头痛恶寒，身重疼痛，舌白不渴，脉弦细而濡，面色淡黄，胸闷不饥，午后身热，状若阴虚，病难速已，名曰湿温。汗之则神昏耳聋，甚则目瞑不欲言，下之则洞泄，润之则病深不解。长夏深秋冬日同法，三仁汤主之。”三仁汤乃清利三焦湿热，湿重于热之方，三焦湿热去则气机得复，此方熊老先生在临床多有运用，或加柴胡以调枢机，则疗效更佳。又有银翘马勃散者，熊老先生也常用之以治疗喉痹。《温病条辨·上焦篇》曰：“湿温喉阻咽痛，银翘马勃散主之。”诸药轻清开泄，郁结得解，则喉痹得消。辛凉平剂银翘散之应用，则更为广泛。

熊老先生欣赏《温病条辨》诸方，常谓学生必须熟记于心。熊老先生诊余更整理前人左登城、沈媲书及个人经验，将该书常用之方编为歌诀，录于《温病条辨总歌括》，以便后世之学者。

熊老先生为学为医一生，甚为重视经典，乐于从经典之中解读先贤思想，启发自身思维。熊老先生反复研读经典，由经典到临床，由临床到经典，终成一代五官大家。其子熊大经教授回忆说：“我的父亲反复告诫我，经典才是医者正道，为学者不可不知，不可不重视！”

二、五脏合参，尤重肺、脾、肝

熊老先生强调，为医者当先明脏腑。耳鼻咽喉位于头面，属清窍。五脏六腑之气血精微上濡清窍，使其发挥正常的功能。正如《灵枢·邪气脏腑病形》曰：“十二经脉，三百六十五络，其气血皆上于面而走空窍。”在耳鼻咽喉疾病的治疗中，熊老先生认为耳鼻咽喉之生理病理与脏腑密切相关。五官诸疾，实为脏腑失调，气血失和，循经反映于局部之全身疾病，因而熊老先生常以脏腑为根本、经络为通路、气血为基础、邪气为原因、临床表现为结果来认识疾病，常谓五官诸窍病外多因风、火、痰壅遏，内多由肺、肝、脾失调所致。实证首推肺、肝、心，虚证多归脾、肾。熊老先生强调，中医的整体观念是核心，五脏六腑相辅相成，而其中，他尤其重视肺、脾、肝及脏与脏、脏与腑的关系，同时提出心、肾的作用也不可忽略。

1. 肺主宣，脾司升，肝为枢

熊老先生尤其重视肺、脾、肝在耳鼻咽喉科发病及论治中的作用。这主要与肺、脾、肝的功能有关系，其次是由耳鼻咽喉诸窍的生理特性决定的。肺主气，主宣发肃降，通调水道；脾主运化，主升清；肝主疏泄，调畅气机。头为诸阳之会，耳鼻咽喉位于人体头面部，皆为清阳之窍，下与五脏六腑脉络连通。《灵枢·口问》曰："耳者，宗脉之所聚。"《素问·阴阳应象大论》曰："清阳出上窍。"诸阳之窍，得清气之温，依气血之养，而发挥其听觉、嗅觉、纳水谷、行呼吸、发声音、辨语言等各司所属的生理功能，倘若脏腑功能失调，诸窍司属失灵，则发耳鼻咽喉科疾病。

（1）肺为华盖，宣发肃降，知常达变，金清窍通

熊老先生认为耳鼻咽喉诸窍与肺关系密切。《素问·五脏生成论》曰："诸气者，皆属于肺。"《内经知要·卷上》曰："肺主气，气调则脏腑诸官听其节制。"《医门法律·明胸中大气之法》曰："肺主一身之气。"《太平圣惠方·卷第六》曰："肺为四脏之上盖，通行诸脏之精气，气则为阳，流行脏腑，宣发腠理，而气者皆肺之所主。"《素问·经脉别论》曰："饮入于胃，游溢精气……上归于肺，通调水道，下输膀胱，水精四布，五经并行。"《血证论·肿胀》曰："肺为水之上源，肺气行则水行。"可见肺的主要生理功能为主气、通调水道。肺为五脏之华盖，受百脉之朝会，主一身之气而行治节之令。熊老先生认为气机之升清降浊，与肺之宣肃功能密切相关，头面清空之窍，乃至清至空之窍，不堪外邪，邪气犯窍，则耳失感音、纳音之功，鼻失嗅味、纳气之职，喉失发音、言语之能。因而熊老先生提出"治窍先治肺，肺宣窍自通"的宣肺思想，在治疗五官诸疾时，常以肺脏为基础进行辨证。若肺为邪袭，肺脏失调，失其宣畅之机，清窍为之壅遏，则耳不能听，鼻不能嗅，喉不能音，常以疏风散邪、宣肺通窍为治疗大法，并自拟清窍汤（荆芥穗、薄荷、桔梗、僵蚕、柴胡、白芷、川芎、黄芪）以治之，每获良效。

　　熊老先生认为肺气宣通，则能使清净灵明之气上走耳窍。耳乃宗脉所聚，司听觉而为肾窍。《医学入门·卷四》曰："肺主气，一身之气贯于耳，故能听声。"《温热经纬·余师愚疫病篇》曰："坎为耳，故耳为肾水之外候，然肺经之结穴在耳中，名曰笼葱，专主乎听。"肺气通调，浊阴能降，窍不为邪壅，耳能闻五音。《素问·缪刺论》曰："手足少阴太阴足阳明之络，此五络，皆会于耳中。"《素问病机气宜保命集》曰："肾虽开窍于耳，然肺经之结穴（笼葱）在耳中，故温热暑疫致之耳聋者皆可从肺治。"《脾胃论·卷下》曰："耳者，上通天气，肾之窍也，乃肾之体而为肺之用。盖肺长生于子，子乃肾之舍而肺居其中，而能听音声也。"故肺气宣通，则能使清净灵明之气上走耳窍。《证治准绳·杂病》云："盖气虚必寒盛，则气血俱涩，滞而不行也。耳者，宗气也，肺气不行，故聋也。"故熊老先生常说肺气虚怯，卫表不固，每易感冒，其耳病亦多。正如《素问·脏气法时论》云："肺……虚则少气，不能报息，耳聋嗌干。"《类经·十四卷》曰："手太阴之络会于耳中，故气虚则聋。"即肺气虚，宣降失职，清阳难以入耳窍，以致声息传导受阻发为耳聋。反之，肺卫固密，邪不易侵，则耳病亦少。

　　故一旦外邪由口鼻而入，郁闭肺气，则手太阴之络脉亦壅塞不通，即可发为耳聋。耳鸣耳聋、耳内闷胀堵塞息者，古训认为此病多为肾脏虚损、耳窍失养所致，而熊老先生认为邪犯肺脏，肺气闭郁而失宣降，耳窍壅塞不通，发为耳聋，治宜轻清之品宣通肺气。肺气开，络脉通，则耳自复聪。又如耳胀、耳闭，熊老先生认为其中医病机主要为风邪犯肺，影响肺气宣发的功能，导致水湿停滞，故用疏风宣肺为主的治疗原则，兼以通窍化湿，使肺气宣通，则清净灵明之气上走耳窍而达咽鼓管，恢复其通气功能。如《医学读书·续记》曰："愚谓耳聋治肺者，自是肺经风热，痰涎郁闭之证。肺之络会于耳中，其气不通，故令耳聋。故宜治其肺，使气行则聋愈。"

　　熊老先生常用"唇齿相依"来描述肺与鼻的关系。鼻为肺窍，是气体出入肺的门户。《素问·阴阳应象大论》曰："肺主鼻……在窍为鼻。"《素问·金匮真言论》曰："西方白色，入通于肺，开窍于鼻。"《灵枢·五阅五使》曰："鼻者，肺之官也。"均阐述了鼻与肺的官窍与脏腑之络属关系。中医学把肺的附属器官如气管、喉、鼻道等连成的呼吸道，统称肺系，主要生理功能是司呼吸、助发音、主嗅觉。熊老先生认为肺气贯通于整个肺系，上达鼻窍，若肺气充沛，肺系功能正常，肺鼻协调，则共同完成肺气之"宣"与"降"的功能，使精气、卫气上注清窍，鼻窍得以濡养，护卫而通利，嗅觉敏锐。《灵枢·脉度》也提出："肺气通于鼻，肺和则鼻能知臭香矣。"《严氏济生方·鼻门》曰："夫鼻者，肺之所主，职司清也，调适得宜，则肺脏宣畅，清道自利。"故熊老先生认为当肺气失常，不能宣发肃降而上逆，或肺气虚弱，腠理疏松，卫表不固，鼻窍易感外邪，或肺虚津少，鼻窍失养，均可致鼻病。如《灵枢·本神》曰"肺气虚则鼻塞不利少气"，提出了肺虚鼻病；《诸病源候论·卷二十九》谓"肺脏为风冷所乘，则鼻气不和，津液壅塞而为鼽"，《脉因证治》亦说"鼻为肺之窍，同心肺，上病而不利也。有寒有热，寒邪伤于皮毛，气不利而壅塞。热壅清通，气不宣通"，阐述了肺实鼻病。《严氏济生方·鼻门》说"夫鼻者，肺之候。其为病也，为鼽，为痈，为息肉，为疮疡，为清涕，为窒塞不通，为浊脓，或不闻香臭。此皆肺脏不调，邪气蕴积于鼻，清道壅塞而然也"，《医学摘粹》亦说"鼻病者，手太阴之不清也"，说明了鼻病多由于肺病的关系。熊老先生亦指出临证中，也可见诸多鼻病日久，而致肺疾之证，如鼻鼽、鼻渊久不愈，可见咳嗽、哮喘之变。鼻病及肺者，如《辨证录·咳嗽门》所云："夫肺窍通于鼻，肺受风寒之邪，而鼻窍不通者，阻隔肺金之气也。"

咽喉为肺之门户，故熊老先生认为肺气宣发，精气展布，则喉窍通利。正如《诸病源候论·卷三十》所说："人阴阳之气出于肺，循喉咙而上下也。"《重楼玉钥·咽喉说》亦提出："呼者因阳出，吸者随阴入，呼吸之间，肺经主之……喉应天气乃肺之系也。"熊老先生认为肺为娇脏，易受外邪侵犯，一旦肺气失宣，则咽喉随之而病，发为喉痹、暗哑等。《素问·气交变大论》也说："岁火太过，炎暑流行，金肺受邪，民病嗌燥耳聋中热。"暑为阳邪，其性炎热，易伤津耗气。炎暑伤肺，煎灼肺之阴液，使咽喉失于滋养，加之暑热之邪搏结，上炎蒸灼咽喉，而发为咽喉疾病。《素问·六元正纪大论》云："金郁之发，燥气以行，嗌干面尘色恶。"肺喜清润而恶燥，燥性干涩，易损伤肺津，上灼咽喉而发病。肺为声音之门，熊老先生治疗声音疾病每每从肺论治，效果卓然。他认为如果肺有病变，可使声音发生变化，而客邪壅肺者，为"金实则无声"，其证属实。如《医学心悟·卷二》言："风寒在表而兼咽痛者，此风火聚于肺也。"《喉科指掌·卷五》曰："肺脏闭塞，以致声哑。"《医宗金鉴·疹门》也说："失音者，乃热毒闭壅肺窍而然也。"肺气虚弱，肺阴不足，为"金碎则无声"，其证属虚。

（2）脾为源泉，运化升清，补泻适度，土强窍健

熊老先生生活在民国之期，金革之世，观其年代，物资匮乏，饥饱无常，《素问·痹论》曰："饮食自倍，肠胃乃伤。"故熊老先生重视脾胃不和在耳鼻咽喉诸窍发病中的重要性。

熊老先生认为耳鼻咽喉诸窍虽然归经及所属脏腑各有不同，但它们都位于人体头面部，属于清阳之窍。正如《素问·阴阳应象大论》所说"清阳出上窍"，清阳升发上行，充塞颠顶，游行交会于清空之窍，则气血津液上承，清窍得以温煦、濡养、护卫，各窍生理功能得正常发挥，功能有司，诸窍通利，耳目聪明，声音洪亮，嗅觉、味觉灵敏。反之，若清阳之气得不到舒展，则会出现清阳不升或清阳被遏诸症。而清阳之气赖脾之升发。

《素问·灵兰秘典论》曰："脾胃者，仓廪之官，五味出焉。"《素问·经脉别论》曰："饮入于胃，游溢精气，上输于脾，脾气散精，上归于肺。"《吴医汇讲》曰："盖脾主运化，其用在于健运。"《难经》曰："脾助胃气，主化水谷。"《灵枢·玉版》曰："人之所受气者，谷也；谷之所注者，胃也；胃者，水谷气血之海也。"《素问·玉机真脏论》曰："五脏者，皆禀气于胃；胃者，五脏之本也。"《脾胃论·脾胃虚实传变论》曰："元气之充足，皆由脾胃之气无所伤，而后能滋养元气；若胃气之本弱，饮食自倍，则脾胃之气既伤，而元气亦不能充，而诸病之所由生也。"可见，脾的主要生理功能是主运化、主升清、主统血，胃的主要生理功能是主受盛、主通降。脾主升，胃主降，相反相成。故《临证指南医案》曰："脾宜升则健，胃宜降则和。"脾胃为后天之本，有受纳腐熟、输布水谷精微之功。四肢百骸、五官九窍，全赖脾胃输布之水谷精微以滋润濡养。而具体到耳鼻咽喉科的实际临床中，熊老先生认为以脾主升清的功能最为重要，脾气虚弱，清阳不升，诸窍失养，则不通而为病。正如《素问·玉机真脏论》所说："脾不及，则令人九窍不通。"

因此，熊老先生强调健脾补土、益气升阳是耳鼻咽喉科重要的治疗法则，其中核心为"升清阳"。饥饱无常的年代，决定了大部分人脾胃虚弱，清阳不升则气血津液难以上承，耳鼻咽喉诸窍失于温煦、濡养，功能失司。治疗上，熊老先生常选用补中益气汤、益气聪明汤或四君子汤、六君子汤。另外，对于耳鼻咽喉

疾病来说，熊老先生强调在补益脾土的基础上，必须选用升阳之品，尤其是柴胡、葛根之品，具有冲击作用，能迅速充养清阳之窍，恢复其清空之性，且清窍以通为用，许多耳闭鼻塞咽干疾病，往往是由于清阳不升、清窍闭塞所致。在升发清阳的同时，还当佐以通窍之品，如石菖蒲、路路通等，可达到事半功倍的效果。此外，脾不统血、胃火炽盛等，也对耳鼻咽喉诸窍功能的正常发挥有所影响，在临床上也必须针对脾胃的特点进行治疗。在治疗耳鼻咽喉疾病时，也必须像治疗内科疾病一样要顾护脾胃而不致有失。

究熊老先生所处之地，为雾霭氤氲萦绕之巴蜀，湿邪为重。故熊老先生认为湿为百病之首，其余诸邪皆可夹湿而侵袭人体，其性黏滞凝重，致病则缠绵难愈而不易去。而脾主水湿的运化，体内水湿之蒸化输布，如天地之云雾，上蒸浮游，尝遇空窍，则停凝不去，聚湿为痰，痰湿蒙蔽清窍，则清窍为之不利，耳为之壅塞不通而耳鸣耳聋，鼻之涕多而窒塞，喉之为声嘶而声喑。熊老先生认为治宜辛香走窜温阳化湿之品，以温化湿浊，如阳光照耀孔窍，而湿去窍清。故他强调治湿必先治脾，脾旺则湿不积。升清健脾虽然仍是关键，但必须化浊醒脾，以复诸窍清灵之性。若偏于湿浊者，可用升清之品加化浊之"藿香"，犹如阳光之照，阴霾消散于无形。若偏于痰邪者，可用升清之品加健脾去痰之二陈汤、胃苓散，使痰化而窍灵。

熊老先生认为脾不升清，则耳窍蒙揜。耳司听觉，主平衡，位于头府两旁，脾主升清，足太阴脾经之络脉入于耳中，故《临证指南医案》提出："耳为清空之窍，清阳游行交会之所。"若脾功能低下，不能化生气血上奉于耳，则耳的功能失常而易病；若脾受伤，湿困于脾，则清阳不升，浊阴不降，耳窍失养，或浊阴蒙蔽耳窍，以致发生耳病，如耳胀、脓耳、耳眩晕等。故《脾胃论》曰："上气不足，胃气与脾气下陷，四肢懒倦，不思饮食，耳聋。"传统观念认为，耳病多责之肾，但熊老先生更强调脾虚在耳病病因中的重要性。且耳病多缠绵不愈，久服药石，常致脾虚，脾气亏虚则运化无力，耳窍失养，治宜补中益气、四君子之剂。

鼻准居面中央，而中央属土，故鼻准属土。《杂病源流犀烛·卷二十三》说："鼻为肺窍，外象又属土。"鼻居面中，为一身血脉多聚之处，脾具有统摄血液的功能，又是气血生化之源，故熊老先生认为脾的盛衰与鼻部血脉的盈虚有密切的关系，鼻的正常生理功能有赖于脾气的健旺。《灵枢·邪气脏腑病形》中说："十二经脉，三百六十五络，其血气皆上于面而走空窍……其宗气上出于鼻而为嗅。"然宗气又为脾运化水谷之精微与肺吸入之清气相合而成。《明医杂著》也说："鼻塞若因饥饱劳役所伤，脾胃升发之气不能上升，邪害空窍，故不利而不闻香臭。"熊老先生还认为脾阳一衰，无法温煊肺金，巩固藩篱之卫，而致肺卫虚弱，不能抵御外邪。宗气一虚，则清阳难升，清阳不升，则浊阴不降。阴霾笼罩，于是导致鼻塞、失嗅、头昏。故而治疗上熊老先生多用健脾培土或醒脾燥土之法。

熊老先生重视脾胃与咽喉的关系，尤重声音与脾胃的关系，首次提出"脾乃声音之源"。《重楼玉钥·喉科总论》曰："咽主地气，属脾土。"《灵枢·经脉》言："脾足太阴之脉……属脾，络胃，上膈，挟咽，连舌本，散舌下。"《灵枢·经别》曰："足太阴之正……上结于咽，贯舌本。"足太阴之经脉上循咽喉，夹舌本，而脾与胃互为表里，其经络互相络属。《素问·太阴阳明论》云："喉主天气，咽主地气。"高世拭注："喉司呼吸，肺气所出；咽纳水谷，下通于胃。"说明咽喉是肺胃的门户。故熊老先生认为脾胃共同腐熟水谷，输布精微，升清降浊，咽喉得脾气的输布而健旺；而咽喉生理功能健旺，饮食呼吸调畅，脾胃才能完成其受纳、腐熟、运化的功能。如慢性咽喉炎，通常从肺立论，而熊老先生认为，在慢性咽喉炎的发病中，脾气不运，脾阳不温也是一主要病机。另外，熊老先生认为若中气不足，气不上达，声带振动无力则可致声嘶、声低语微。如《保婴撮要》所言："脾气不足，或胃中清气不升，皆足以致喑。"熊老先生论治此类疾病，多治以补脾益气，予补中益气汤、黄芪建中汤之类，每获良效。

（3）肝为枢机，疏泄畅达，条达不滞，木和窍利

熊老先生临证时善治肝，认为肝为枢机，《管子·水地》曰："枢，主运转者也。"肝主疏泄，是气升降出入之枢纽，气机得利，脏腑清阳之气才能上达头面以濡养清窍，故肝与上窍的关系甚为密切。

《素问·五运行大论》曰："东方生风，风生木……在脏为肝……其政为散，其令宣发。"《格致余论·阳有余阴不足论》曰："司疏泄者，肝也。"《读医随笔·卷四》曰："凡脏腑十二经之气化，皆必藉肝胆之气化以鼓舞之，始能调畅而不病。"《素问·六节藏象论》曰："肝……其充在筋，以生血气。"《张氏医通·诸

血门》曰："精不泄，则归精于肝而化清血。"《丹溪心法·六郁》曰："气血冲和，百病不生。一有怫郁，诸病生焉，故人身诸病多生于郁。"《医学见能》曰："胆者，肝之腑，属木，主升清降浊，疏利中土。"可见，肝的主要作用是主疏泄，《说文》释"疏"，即"通"，疏导、开通之义；泄，有发泄、发散之义。体现了肝调畅气机，调节情志的作用。另，肝藏血生血。熊老先生认为，肝为枢机，位居半表半里，邪之外解与邪之传里，均需肝之疏泄。气和血是构成人体之基本物质，《素问·调经论》谓："人之所有者，血与气耳。"耳鼻咽喉诸窍，乃人体头面清窍，需依赖清阳之气上达以温煦之，至阴之血上承以滋润之，清窍方能维持正常之生理功能。

熊老先生认为气之升降浮沉，血之贮藏输导，全赖肝之冲和条达。肝为刚脏，喜条达而恶抑郁，在上窍病中多呈火热亢盛，其次是肝气郁结或肝风内动。肝为将军之官，风木之脏，其性坚刚，易怒、善郁，主动善升，平时之所以不病者，全赖肾水以涵之，血液以濡之，得肺气之制约，土气之培植，于是遂其条达畅茂之性。倘五脏失调，肝郁气滞，气滞则血瘀，内风暗动，百病丛生。其在上则发为头痛面浮，肢晕厥逆，耳聋目赤，咽痛喉痹。故熊老先生常以肝为枢机辨耳鼻咽喉诸疾，并以疏肝、柔肝、养肝、清肝、泻肝等法以治疗五官诸疾。

《灵枢·经脉》曰："胆足少阳之脉，起于目锐眦，上抵头角，下耳后……其支者，从耳后入耳中，出走耳前，至目锐眦后。"胆为中精之腑，中正之官，少阳胆腑从耳后入耳中，出走耳前，行至耳后完骨。肝胆相表里，故《医学心悟》曰："足厥阴肝、足少阳胆经皆络于耳。"肝胆之气条畅，中正不乱，精气上输，则耳脉经气流畅，耳窍清灵，身正不倾。《辨证录》曰："肝为肾之子，肾气既通于耳，则肝气未尝不可相通者，子随母之象也。"肝气假肾通于耳，肝为将军之官，主升发疏泄，若情志不畅，肝失疏泄，气机不畅，或肝郁化火，肝火上扰，则易致耳鸣、耳聋等。故《素问·脏气法时论》曰："肝病者……气逆则头痛，耳聋不聪。"《素问·至真要大论》曰："厥阴之性，耳鸣头眩。"熊老先生认为肝胆的病理变化在耳科疾病中占有重要地位，并且基本的病机是肝失疏泄。正如《景岳全书·卷八》所云："总因气闭不通耳，怒者气逆，逆者闭也；窍伤则气室，室则闭也；虚则气不充，不充则闭也。"或是肝气郁结，气郁化火，肝火上炎；或肝失疏泄，气机不畅，三焦水道不通，水液停聚，随肝胆上扰耳窍；或是肝失疏泄，不能调配气血，瘀血阻于耳窍，导致与耳窍密切相关的脏腑气机阻滞，运行不畅，均可致耳部各证候。故有"耳病实则少阳"之说。

熊老先生认为耳病在治疗上应疏肝理气，活血通窍。处方用药应结合肝失疏泄的原因及肝的生理特点。实火宜清疏并用，下行外达，适当配伍辛散疏达，甘滋润柔，甘缓和中之品，既要体用兼顾，还要和中护胃；阴亏火旺之虚火，当以滋阴养肝为主，酌配清肝泻火之药，养肝阴当兼顾肾阴，同时耳为肾之窍，滋水可以涵木。耳为清窍，以清空为用，肝火上扰，多致耳脉瘀阻，耳窍失养，故在清肝泻火同时，还应加用通窍活血之品，以达到标本兼顾之目的。另据"久病入络""病久必瘀"之说，病久必有气血瘀阻，脉络不通。因此，气滞血瘀、脉络不通始终贯穿耳病各证型中，故各证型在治疗中都可适量加用行气活血开窍药。

熊老先生认为《内经》对鼻渊的描述，揭示了肝胆与鼻的关系。《素问·气厥论》曰："胆热移于脑，则辛頞鼻渊。鼻渊者，浊涕下不止也。"胆脉起于内眦，布于脑后，其气上通于脑，脑之上为頞，更加之胆为中精之府，其性刚烈，故平素喜食肥甘、嗜酒之人，湿热内蕴，或因肝气郁结，胆失疏泄，气郁化火，或肺热壅盛，内传肝胆，胆经火热循经上犯，蒸灼鼻窍而为病。《圣济总录·卷一六》进一步解释上述观点："夫脑为髓海，藏于至阴，故藏而不泻，今胆移邪热上入于脑，则阴气不固，而藏者泻矣，固脑液下渗于鼻，其证浊涕出不已，若水之有渊源也。"《医醇賸义·卷三》中也提道："阳邪外烁，肝火内燔，鼻窍半通，时流黄水，此火伤之脑漏也。"故胆郁痰扰，胆热移脑，浊阴不降，清气难升，清窍为邪扰。

故熊老先生认为肝胆火热是鼻渊的重要病机，守此病机，熊老先生创立了著名的吉雷开窍汤。另外，熊老先生指出一些以正虚为本的鼻病，如鼻鼽，以脾肺肾虚为主，但临床亦可见肺经风热、肝胆湿热或本虚标热等证型。如《素问·腹中论》云："有病胸胁支满者，妨于食，病至则先闻腥臊臭，出清液……病名血枯，此得之年少时，有所大脱血，若醉入房中，气竭肝伤。"其认为，肝气虚损，可致嗅觉异常、鼻流清涕等症。《灵枢·寒热病》："暴痹内逆，肝肺相搏，血溢鼻口。"肝气上逆，血溢脉外，发为鼻衄。故《济生方·鼻门》曰："热留胆府，邪移于脑，遂致鼻渊。鼻渊者，浊涕下不止也，传为衄蔑瞑目，故得之气厥也。"故熊老先生认为在鼻病的治疗中，清利肝胆不可忽略，肝胆之气得以疏泄，气血运行通畅，则清窍通利。

熊老先生认为肝与胆在咽喉的生理病理中起着相辅相成的作用。肝足厥阴之脉，循喉咙之后入颃颡（《灵枢·经脉》），且"肝之经气直上于咽喉"。而"足少阳胆之脉，从耳后循颈过咽，下肩至缺盆，其支者从颊车，下走颈，经咽喉至缺盆"。肝胆在经络上与咽喉密切相关。《素问·奇病论》曰："夫肝者，中之将也，取决于胆，咽为之使。"即咽为肝之使，指咽的通畅及吞咽功能受肝气疏泄的支配，咽喉生理功能的正常发挥，有赖于肝气条达。肝主疏泄，调畅气机，咽司吞咽，以通为顺，肝气疏泄功能正常，气机条达，升降舒利，经气调和，则咽吸通畅，吞咽顺利。肝藏血，主疏泄，调畅气机，调和情志，其脉循经喉咙。喉行呼吸，主司发声，以通为和，肝血旺盛，则喉受血而能声。肝气疏泄，功能正常，气机条达，情志调和，则喉门开合顺利，声道通畅，而发声畅亮，呼吸之气通行亦顺利。《素问·诊要经终论》曰："厥阴终者，中热嗌干。"《素问·六元正纪大论》曰："木郁之发……故民病……隔咽不通，饮食不下。"

故熊老先生以为肝胆火盛，火随气上逆于咽喉，熏灼肌膜，气滞血瘀，肌膜溃烂，症见咽喉红肿、疼痛、咽干等症，治宜清肝泻火；如肝气郁结，经脉不利，气痰相搏，上逆于咽喉，或肝病传脾，肝郁脾滞，气郁痰聚，痰气互结于咽喉，出现自觉咽喉如有物梗阻之感，咯之不出，吞之不下，治宜疏肝解郁理气；如肝之阴血不足，血不养筋，筋膜失于濡养，则声带运动受限，症见声嘶不扬，刺激性咳嗽，喉部有干燥、灼热或刺痛感，分泌物有异味，检查见喉部黏膜干燥充血等，治宜滋肾柔肝养阴。

（4）肝升肺降，气机畅达

关于耳鼻咽喉科疾病，熊老先生在强调单个脏腑对疾病的影响的同时，还注重脏与脏之间的相互作用对疾病的影响。熊老先生认为耳鼻咽喉属清窍，是身体与外界的联系，是气升降出入重要的通道。他认为气是古人对自然现象之朴素认识，气是构成世界最基本之物质，宇宙间一切事物都是气的运动变化而产生的，如《春秋公羊解诂》谓："元者，气也，无形以起，有形以分，造起天地，天地之始也。"他同时认为，气是古人对物质和能量之朴素概括，是目前肉眼所不能看见之极微小的物质微粒，亦是构成人体之基本物质，并以气之运动变化来阐明人体之生命活动和病理变化。同样，血亦是构成和维持人体生命活动最基本之物质，是水谷精微经中焦变化而成。

《素问·六微旨大论》曰："出入废则神机化灭，升降息则气立孤危。"可见出入升降正是枢机转运的表现。五脏之中，肺居膈上，其气肃降；肝居膈下，其气升发。同时，"肝之经别贯膈，上注于肺"。肝从左而升，肺从右而降，"左右者，阴阳之道路也"（《素问·阴阳应象大论》）。肝属五行之木，主疏泄，主藏血，喜条达，助少阳升发之气，调畅全身气机；肺属五行之金，主宣降，统治节，肺气肃降以制肝气、肝火太过。肝升肺降，出入交替，则气机舒展，人体精气血津液运行以肝肺为枢转，肝升肺降，相互协调制约，升降得宜则气机舒畅。如《临证指南医案》曰："肝从左而升，肺从右而降，升降得宜，则气机舒展。"另胆主阳气生发，《医学求是》曰："阳之初生而始发则从胆，胆为转阴至阳之地，为少阳，是阳之枢。"《素问·六节藏象论》曰"凡十一脏，取决于胆也"，高度概括了胆在人体的重要作用。十一脏腑的功能活动，清升浊降，表里出入，必基于胆气生发，枢机运转。耳鼻咽喉为清阳之窍，若枢机不利，出入升降失常，则清阳不升，浊阴不降，诸窍失和。再五官诸窍均需气血之温煦、滋养，方能维持听音、发音、嗅觉功能。五官诸疾亦乃气血失和所致，然气之升降浮沉，血之输布滋养，需气之冲和畅达。气之载血、运血，又赖气机之通利，肝之疏泄乃气运动变化之根本。气滞气塞，则清窍为之不通。正如《素问玄机原病式》所云："人之眼、耳、鼻、舌、意、神识能为用者，皆升降出入通利也，有所闭塞，不能为用也。"

故熊老先生在耳鼻咽喉科的治疗中，注重肝肺的相关性。治五官诸疾，熊老先生注重肝肺同调，调畅气机。气机通利，则耳鼻咽喉诸窍才能出清阳，入天气，通利聪灵。这也为其子熊大经先生提出"胆肺学说"提供了思想源泉。

2. 心为君主，肾为根本

熊老先生在耳鼻咽喉科的临床证治中，强调肺、脾、肝的重要性，同时也注重心与肾的功能。心主血，肾藏精，精血濡养耳鼻咽喉诸窍，使其通利聪灵，反之，则昏聩闭塞。正如《圣济总录·卷一百一十四》所云："论曰肾气通于耳，心寄窍于耳，气窍相通，若窗牖然，音声之来，虽远必闻。若心肾气虚，精神失守，气不宣通，内外窒塞，斯有聋聩之疾，《经》所谓五脏不和，则九窍不通。"

（1）心为君主，运血以养，神明脉利，火荣窍聪

《医学入门·脏腑》曰："人心动，则血行于诸经……是心主血也。"《素问·阴阳应象大论》言："心生血。"《灵枢·邪客》曰"心者，五脏六腑之大主也，精神之所舍也。"《类经·疾病类》曰："心为五脏六腑之大主，而总统魂魄，兼赅意志。"《饮膳正要·序》曰："心为身之主宰，万事之根本。"《医学衷中参西录·论脑贫血治法》曰："血生于心，上输于脑。"可见心的生理功能是生血主血，主神。心为君主之官，行周身之血液，循环无端，周流不息。耳鼻咽喉诸窍，得其血液濡养，各司其职，耳聪窍利。如《景岳全书》："凡为七窍之灵，为四肢之用，为筋骨之和柔，为肌肉之丰盛，以至滋脏腑，安神魄，润颜色，充营卫，津液得以通行，二阴得以调畅，凡形质所在，无非血之用也。"

《素问·金匮真言论》曰："南方赤色，入通于心，开窍于耳。"《素问·缪刺论》曰："手少阴之络会于耳中。"心血充盛，上荣于耳，则耳轮红活荣润，能够正常发挥其司听觉的功能。正如《灵枢·阴阳二十五人》曰："血气盛则耳色美，血气少则耳焦色恶。"若心气不足，行血不利，耳窍无以濡养，可发为耳部诸症。如《古今医统》曰："心虚血耗，必致耳鸣、耳聋。"《类证治裁》曰："有因心肾亏，肝阳逆，虚风上旋蒙窍者。"《灵枢·邪气脏腑病形》曰："心脉微涩为耳鸣。"涩脉主血瘀，心脉涩则为心脉瘀阻之征，心血瘀阻可致耳鸣耳聋。《保婴撮要》："耳者心肾之窍，心肾主内症，精血不足，或聋聩，或虚鸣者，禀赋虚也。"心肾同开窍于耳，精血不足是构成聋聩、虚鸣的原因。故熊老先生认为心对耳的生理病理均有一定的影响。正如《严氏济生方·耳门》所云："忧愁思虑，得之于内，系乎心。"熊老先生认为心气不平，上逆于耳，亦致聋聩、耳鸣、耳痛、耳痒、耳内生疮，或为聤耳，或为燋肿。

熊老先生认为鼻与心通过血脉相连，心脉失调可致鼻病，鼻病也可及心。《灵枢·口问》云："阳气和利，满于心，出于鼻，故为嚏。"故嚏是心肺阳气调和通利之象。《素问玄机原病式·六气为病·热类》曰："鼻为肺窍，痒为火化，心火邪热干于阳明，发于鼻而痒则嚏。"心为君主之官，主血脉，藏神明，在液为唾；肺为相傅之官，主气，朝百脉，司呼吸。由于心肺之阳不足，不能统摄温煦，发为鼻病。若心经气血不足，鼻窍失于濡养，则易致鼻部肌肤干燥，缺乏光泽；若心脉瘀滞，气血不畅，鼻脉受阻，则见鼻头暗红增厚，或鼻内肌膜暗红肿厚，

嗅觉减退，不辨香臭；若心经积热，循脉上熏，蒸灼鼻窍，迫血妄行，则致鼻衄等。故《素问·五脏别论》曰："五气入鼻，藏于心肺，心肺有病，而鼻为之不利也。"《杏苑生春》曰："鼻之为病，尽由心肺二经受邪，有寒有热。"故熊老先生认为某些鼻病宜从心论治。

《灵枢·经脉》曰："心手少阴之脉……其支者，从心系上挟咽，系目系。"心手少阴支脉，从心系挟舌本循咽喉，具有濡养滋润咽喉黏膜之功能。心火偏亢，上炎咽喉，燥灼津液，伤及肺脏，使津液不能上承而咽干咽痒咳嗽；心阴亏虚，心血不能上濡而反被虚火熏灼，上炎灼肺伤喉，则咽喉必不适。

（2）肾为根本，藏精化气，开阖有度，水充窍灵

《素问·六节藏象论》曰："肾者主蛰，封藏之本，精之处也。"《医碥·遗精》曰："精者，一身之至宝，原于先天而成于后天者也，五脏俱有而属于肾。"《素问·上古天真论》曰："肾者水脏，主津液。"《医碥·气》曰："气根于肾，亦归于肾，故曰肾纳气，其息深深。"《类证治裁·卷之二》曰："肺为气之主，肾为气之根，肺主出气，肾主纳气，阴阳相交，呼吸乃和。"可见，肾者，封藏之本，主藏精，通调水道，主纳气。肾藏精，精生髓，髓聚为脑，耳鼻咽喉与脑相通，诸窍得肾精滋养而能通利聪明。

耳为肾之外窍，熊老先生认为耳聪与否，究其根本，关乎肾中精气盛衰。《灵枢·脉度》曰："肾气通于耳，肾气和则耳能辨五音矣。"《证治准绳·杂病·耳》曰："肾通乎耳，所主者精，精气调和，肾气充足，则耳闻而聪。"《外台秘要》认为："精气调和，肾脏强盛，耳闻五音。"耳与肾在生理功能上密切相关，在病理上亦有关联。若肾精不足，髓海空虚，耳失濡养，功用失常；肾阴不足，虚火上炎，扰乱清窍；肾阳衰惫，失于温化，寒水上泛，积滞耳内，均可导致耳窍疾病的发生，如耳聋、耳鸣、眩晕和耳流脓等。正如《灵枢·决气》所曰："精脱者耳聋；液脱者……脑髓消，胫酸，耳数鸣。"《灵枢·海论》也谓："髓海不足，则脑转耳鸣。"故《济生方·耳门》曰："夫耳者，肾之所候。肾者，精之所藏，肾气实则精气上通，闻五音而聪矣。若疲劳过度，精气先虚，于是乎风寒暑湿得以外入，喜怒忧思得以内伤，迷致聋聩耳鸣。"又曰："肾气不平，则耳为之受病也。"故在治疗耳疾时，熊老先生常以补肾为根本。

熊老先生言，从表面看肾与鼻没有联系，但鼻为肺窍，肺肾同源，金水相

生，子随母之象，肾与鼻之间有着间接的联系。《类证治裁·卷二》谓："肺为气之主，肾为气之根，肺主出气，肾主纳气，阴阳相交，呼吸乃和。"肾主生髓，充养于脑，脑为髓海，髓海之下为鼻顶。另外，督脉循行自后项上顶，循头向下经鼻梁至鼻尖之正中，肾之经脉交会于督脉，故肾与鼻关系亦较密切。肾藏精，肾精濡养官窍，肾阳温煦清窍，肾气充养五官，五官七窍的功能活动都需要肾气的推动和维持。熊老先生在临证中发现，肾精亏虚可出现鼻干不适；肾阳虚则温化不足而鼻流清涕；肾气虚则哈欠不断，喷嚏频作，正如《素问·宣明五气论》所述："五气所病……肾为欠，为嚏。"肾虚不能固涩，故浊津败涕不能收敛，循鼻顶渗渗而下而致鼻涕，正如《秘传证治要诀·卷之十》云："有不因伤于冷而涕多，涕或黄或白或时带血如脑髓状，此由肾虚所生。"

熊老先生甚精喉科，善治嗓音疾病，认为"脾为声音之源，肾为声音之根"。肾为先天之本，生长发育之根，主纳气，其经脉循喉咙，挟舌本。肝主疏泄，喜调达，恶抑郁，其经脉贯膈，布胁肋，循咽喉。《灵枢·经脉》有云："肾足少阴之脉……其直者，从肾上贯肝膈；入肺中，循喉咙，挟舌本。"指出肾亦通过经脉与咽喉密切相联系。由于乙癸同源，肝肾阴亏，虚火上越，燥津灼液，循经侵犯咽喉，咽喉失濡，即咽干、咽痒而咳；肾主藏精，为水火之宅，肾精充沛，水升火降，水火相济，则咽喉清利，功能正常，而肾精充沛与否又与声音密切相关，若肾精亏虚，则可使咽喉失养，声音嘶哑。

三、整体与局部并重，重视脏窍相关性，五诊合参

1. 整体与局部并重

（1）对中医整体观的认识

熊老先生认为人体是一个有机的整体，耳、鼻、咽喉虽位居人体头颈部，为外在的独立器官，但通过经络的沟通与内在的五脏六腑发生着密切的联系。人与自然界也是一个有机的整体。这种认识到机体自身整体性和内外环境统一性的整体思维，始终贯彻于中医耳鼻咽喉科学的生理、病理、诊法、辨证治疗、预防调护等各个方面。

熊老先生认为对于中医耳鼻咽喉科疾病，应注意从整体、从自然界变化对人

体的影响上来认识耳鼻咽喉局部的生理及病理变化。他认为中医各科疾病治疗的基础在于整体辨证，任何中医专业都不能脱离辨证基础，耳鼻咽喉科是以中医整体观为指导思想，以脏腑经络学说为理论基础，故耳鼻咽喉科病证的诊断同内科病证的诊断一样，是将八纲辨证、脏腑辨证、气血津液辨证、六经辨证、三焦辨证、卫气营血辨证等多种辨证方法相结合的思辨过程，在辨证中，必须树立整体观。

（2）对耳鼻咽喉专科的认识

耳、鼻、咽喉虽位于体表，但均为深在的孔窍，必须借助于特殊的器械才能观察，1841年德国乡村医生弗里德利希·霍夫曼描述了自己设计并使用的额镜，促使了耳鼻咽喉科的大发展。在熊老先生生活的时代，咽喉尤其是咽部局部检查基本是中医喉科医生必备的技术，熊老先生很早就意识到额镜在中医耳鼻喉科疾病诊治中的作用，尤其是它诊断耳鼻咽喉科局部结构异常的作用。五官诸疾，实为脏腑失调，气血失和，循经反映于局部之全身疾病，因而常以脏腑为根本，经络为通路，气血为基础，临床表现为结果。所谓"有诸内，必形诸外"，脏腑之虚实盛衰必将反映到管窍局部，因此，诊察耳鼻咽喉局部结构异常在一定程度上可知脏腑之变化。熊老先生通过望喉痹之肌膜色泽，验鼻衄之血色，鼻渊之涕色进行临床辨证。如熊老先生认为咽部黏膜如见暗红，光泽消退，常为郁热火炎，如见色灰白，微水肿，常为风寒上犯，如见红丝缭绕，则为气血瘀滞不畅等。熊老先生通过临床观察进一步发挥、充实，用之于临床，取得了很好的疗效。

（3）强调治疗耳鼻咽喉科疾病应整体与局部并重

熊老先生认为人体作为一个有机的整体，其统一性是以五脏为中心，通过经络的联系，把五脏、六腑、五体、官窍、四肢百骸等全身组织联系成统一的整体。而构成人体的组织器官，都是这个有机体的一部分，耳鼻咽喉作为人体的局部器官，也是整体的一个组成部分，其正常生理功能的发挥，有赖于各脏腑组织的正常功能。而耳鼻咽喉各个不同的病理变化，也可能是脏腑经络中某一环节功能失调所引起的；反之，耳鼻咽喉的局部病变，也会影响到内部脏腑而产生病理改变。可以说，耳鼻咽喉能反映整体生命活动的信息，是人体生命信息的重要表达部位。耳鼻咽喉虽为各个独立的器官，但通过经脉的联系、气血的协调，与全身脏腑组织形成一个统一的整体。整体正气强盛，可预防耳鼻咽喉疾病的发生，既病者可早恢复；而局部耳鼻咽喉调养健壮，也有益于整体健康，相得益彰。

熊老先生强调五官疾病的整体论，注重五官的局部望诊，临证时，要诊察局部，也要诊察整体。也就是说，对耳鼻咽喉科疾病所产生的症状和局部体征都不能孤立地看待，应密切联系到病人的体质强弱、性情好恶、年龄、性别、职业及地方水土、四时气候等，更须深入了解病人是否有寒热、汗出及饮食、睡眠、二便、妇女月经（或妊娠）等全身情况，更不能忽视脉诊与舌诊，要在平时临证中锻炼这样的临床思维。

只有紧抓局部与整体，才能全面了解病情，运用中医辨证的理论和方法，加以分析和研究，正确推断病情，为治疗提供依据。例如喉痹，局部辨证应抓住咽喉疼痛、咽干、灼热、异物感、吞咽不利等主要症状，局部检查见咽部充血肿胀，咽后淋巴滤泡和咽侧索红肿或可见黄白色脓点，或颌下淋巴结肿大压痛。整体辨证，一是分析是否因感受风热之邪而致，二是分析全身症状，有无恶寒发热、疼痛，二便情况，舌脉表现。通过整体与局部的全面分析，才能正确地辨证，分析病情。临证疗疾，须安神定志，心存整体，见微知著，察舌按脉，窥窍观色，手随心转，法从手出，别阴阳而施治，辨虚实而用药，其病非一方一药所胜也。

总之，熊老先生认为中医耳鼻咽喉科也当以中医整体观念为指导思想，以脏腑经络学说为理论基础，重视局部与整体的有机联系，强调辨病与辨证相结合、整体辨证与局部辨证相结合、内治与外治相结合、治疗与调摄相结合。故在分析耳鼻咽喉病证的病理机制时，不仅着眼于病变局部的情况，而且更重视整体对局部的影响，在治疗疾病过程中，应从整体出发，在探求局部病变与整体病变内在联系的基础上，确定适当的治疗方法。

2. 脏窍相关在耳鼻咽喉疾病诊治中的作用

（1）脏窍相关性介绍

脏窍的相关理论是藏象学说的重要组成部分，历代医家在《内经》理论指导下，经过长期医疗实践，探讨了人体官窍，包括目、耳、口、鼻、二阴等外窍与脏腑生理病理的广泛联系，形成了一个窍可以联系多个脏腑，乃至每窍皆兼五行这一较为完整的脏窍相关理论。脏窍相关理论以整体观为指导思想，以五行学说、脏腑经络学说等为理论基础，通过经络的络属关系，将外在的五官七窍等局部器官与内在的五脏六腑有机地联系起来，用以指导临床。脏窍相关理论特别强调五官七窍与整体的关系，充分反映了五行相属关系、表里相应关系、脏腑系属关系等。由于人体生命活动的动力都来源于五脏六腑的功能活动，故包括官窍功能在内的人体生命现象无不与脏腑功能息息相关。唯有五脏六腑之精气输注于五官七窍，官窍才能各司其职，实现目明耳聪，口味醋畅等。

熊老先生认为五脏与耳鼻咽喉诸窍有着紧密的关系，耳鼻咽喉乃头面清气上达之清窍，空灵清虚，纳新感音，辨嗅发声。其顺者皆由五脏精华之血，六腑清阳之气上达所为；其逆者无不因失于脏腑之阴之滋养、脏腑之阳之温煦，清阳之气不能上达，浊阴之气未能下降致也。风雨寒暑，虚邪贼风，犯之则疾生于内，见之于窍，鼻塞耳聋，声嘶音哑，无不由此而发。五官之疾，乃五脏失调之外彰，故五官诸疾，实乃脏腑失调于内，气血失养于窍，经络失畅于径之外部表现。

（2）注重以窍测脏

熊老先生认为，脏腑经络失调而致人体功能失调便会出现病理反应，如《内经》所言"视其外应，以知其内"，从官窍病变可以揣测脏腑经络功能。

熊老先生认为，患者若耳内堵塞，胀闷不适，听音不真，耳内鸣响，自听声增强，鼓膜失泽、内陷，或锤骨柄周围及松弛部充血，提示患者感受外邪，外邪犯肺。患者若耳内虚鸣，经久不愈，听力逐渐减退，或耳窍流脓，或头晕目眩，鼓膜混浊，活动度欠佳，或鼓膜松弛部穿孔，耳道有干酪样分泌物，提示患者肾阴虚。患者若听力障碍，耳窍流脓，脓液清稀量多，色白，经久不愈，耳内虚鸣，鼓膜混浊、失泽，或钙质沉着，动度欠佳，或鼓膜穿孔，有清稀分泌物，提示患者肾阳虚。患者若耳道灼痒，耳鸣轰轰，耳窍流脓，质稠色黄，量多而臭，或耳道疼痛拒按，张口咀嚼时痛增，听力障碍，耳道充血，黄水浸淫，或耳道肿胀疼痛，牵拉耳郭或触压耳屏疼痛加剧，或鼓膜穿孔，耳道稠脓潴积，提示患者肝胆湿热。患者若耳鸣如潮，耳内胀闷，听力障碍，耳窍疼痛，耳道流脓、流血，鼓膜充血或穿孔，耳道有稠脓或带血，提示患者肝火上炎。耳窍闭塞闷胀，耳内鸣响，听力障碍，或耳窍卒然失聪，提示患者肝郁气滞。患者若耳鸣，听力障碍，伴耳内流脓，脓液清稀，色白量多，提示患者脾胃气虚。患者若耳道湿痒灼痛，或耳道流脓，脓液质稠色黄，量多而臭，外耳道湿疹，黄水浸淫，周围充血，或耳道流脓，鼓膜穿孔，提示患者脾胃湿热。

熊老先生认为，患者若鼻窍室塞难通，鼻齆声重，鼻涕增多，喷嚏时作，嗅觉减退，或鼻内分泌物增多，提示患者感受外邪，外邪犯肺。患者若鼻内干燥，鼻孔煤黑，灼痛不适，涕少而稠，不易擤出，或鼻衄时作，鼻黏膜潮红，干燥少津，附有痂皮，或黏膜干燥，糜烂，或鼻前孔皮肤皲裂，红赤糜烂等，提示患者感受燥邪，燥邪犯肺。患者若鼻干不适，鼻内灼热，涕少而稠，不易擤出，或干结成痂，鼻衄时作，色深红，或鼻气腥臭，鼻黏膜潮红或暗红，或干燥少津，鼻甲萎缩，鼻腔宽大，附有痂皮，或鼻前孔皮肤干燥，糜烂渗血，提示患者肺阴虚。患者若鼻塞不通，呼吸不利，嗅觉障碍，喷嚏时作，清涕入水，鼻黏膜淡白，鼻甲肿胀，有水样分泌物，提示患者肺气虚弱。患者若鼻窍室塞，鼻涕黏多或清稀，嗅觉障碍，或喷嚏时作，或鼻衄色淡，渗渗而出，鼻黏膜色淡，鼻道分泌物增多，或鼻内弥漫渗血，或鼻甲缩小等，提示患者脾胃虚弱。患者若鼻塞，鼻涕脓稠量多，嗅觉障碍，鼻黏膜红赤，鼻甲肿大，鼻道脓性分泌物潴积，或鼻准红赤，鼻前庭皮肤潮红糜烂，或有黄水浸淫等，提示患者脾胃湿热。患者若鼻准、鼻翼或鼻前庭红赤肿胀，疼痛，鼻涕脓臭而稠，鼻干，或鼻衄量多势猛，色鲜红，外鼻红肿，疼痛拒按，鼻前庭充血肿胀，鼻黏膜充血，鼻甲肿大，或利特尔区充血糜烂，提示患者胃热上炎。患者若鼻塞难通，遇寒加重，嗅觉障碍，鼻涕清稀，点点滴滴，喷嚏频频，鼻黏膜色淡白或灰白，鼻甲肿胀，鼻底有清稀分泌物，提示患者脾阳虚弱。患者若鼻塞，鼻涕脓稠，色黄量多腥臭，头昏头痛，鼻黏膜充血，鼻甲肿大，鼻道或鼻底有脓稠分泌物，提示患者胆热痰扰。患者若鼻内干燥疼痛，鼻涕稠浊，量少难擤或结痂，或鼻衄量多势猛，色深，鼻准、鼻翼、鼻前庭充血肿胀，鼻黏膜充血，利特尔区血管扩张或充血糜烂，提示患者肝火上炎。患者若鼻塞、鼻涕稠浊，色黄量多，或鼻涕胶结难擤，嗅觉障碍，鼻黏膜充血，鼻甲肿大，鼻道或鼻底有脓性分泌物，提示患者肝胆湿热。患者若鼻涕清稀如水，喷嚏频频，稍遇风冷即发作，鼻塞难通，鼻腔黏膜色淡白或灰白，有水样分泌物，提示患者肾阳虚证。患者若鼻干灼不适，鼻涕干结，嗅觉障碍，或鼻衄时作，鼻黏膜潮红或干燥少津，鼻腔宽大，鼻甲萎缩，或利特尔区潮红糜烂，提示患者肾阴虚。

熊老先生通过临床观察体会，认为患者若咽喉疼痛，有异物感，吞咽不利，声嘶音沙，咽喉黏膜充血肿胀，扁桃体及周围焮赤肿大，或表面有脓点，或披裂、室带、声带充血肿胀，提示患者感受外邪，外邪犯肺；患者若咽喉疼痛，干燥耳痒，声音干沙，干咳少痰，或痰中带血，口干欲饮，提示患者感受燥邪，燥邪犯肺；患者若咽喉干灼疼痛，有异物感，声嘶声哑，说话费力，干咳痰稠，或咳痰带血，咽喉黏膜潮红，干燥少津，或黏膜腐溃，扁桃体潮红肿大，表面凹凸不平，提示患者肺阴虚；患者若咽喉有异物感，声音不扬，声嘶音沙，声音低怯，或气坠声暗，音哑无力，说话费力，咽喉黏膜淡白，声带松弛，活动度欠佳，闭合不全，提示患者肺气虚弱；患者若咽喉肿胀疼痛，有异物感，吞咽不利，吞咽时疼痛增剧，咽喉黏膜、室带、披裂肿胀充血，分泌物增多，提示患者脾胃湿热；患者若声疲声暗，说话不能持久，语声低怯，咽喉黏膜淡白，会厌抬起欠佳，声带力度下降，闭合不全，提示患者脾胃气虚；患者若咽喉疼痛剧烈，吞咽时痛增，甚者汤水难咽，疼痛连及耳窍，咽喉黏膜充血肿胀或糜烂，或局部高肿，扁桃体充血肿大，表面有脓点，提示患者胃火上炎；患者若咽喉有异物感，或如梅核，或如炙脔，吞之不入，吐之不出，不碍饮食，或卒然声哑，咽后壁淋巴滤泡增生，或融合成片，咽侧索肥厚，声带增厚，提示患者肝气郁结；患者若咽喉干燥，灼热疼痛，声音低怯，或声嘶音沙，有异物感，或咽喉疼痛，咽喉黏膜潮红，或糜烂腐溃，边缘红赤，溃口久不愈合，声带力度下降，活动度欠佳，闭合不全，提示患者肾阴虚。

（3）强调脏窍相关在耳鼻咽喉疾病诊治中的作用

鉴于耳鼻咽喉与脏腑的密切关系，熊老先生治疗鼻病重视胆、肺、脾，治疗喉疾强调肺、肝、胃，治疗耳疾宜从心、肾、脾、肺论治。

熊老先生在治疗头面诸窍疾病时，尝以疏风散邪、宣肺通窍为总则。五官之疾重在宣窍，醍醐灌顶之奇效莫过于肺，肺畅则窍自通。熊老先生认为肺通于喉，开窍于鼻，贯气于耳，故肺脏与耳鼻咽喉密切联系；肺主卫外，五官之窍为一身脏腑之藩篱，肺为娇脏，最易受邪，故五官之窍易受外邪侵袭，则邪滞官窍。肺脏宣畅肃降，五官通利而不窒塞，耳鼻咽喉为头面清窍，为肺系之首，邪气犯人，头面诸窍首当其冲，邪气壅遏肺系，清窍为之不利，鼻为之窒塞，喉为之声嘶，耳为之重听。熊老先生认为：头面清空之窍，乃至清至空之窍，不堪外邪，邪气犯窍，则耳失感音、纳音之功，鼻失嗅味、纳气之职，喉失发音、言语之变。

五官之疾重在通利，通利之法唯有调和肝胆，枢机和则窦窍利。熊老先生认为肝为枢机，位居半表半里，邪之外解与邪之传里，均需肝之疏泄。耳鼻咽喉诸窍乃人体头面清窍，清阳之气上达温煦，至阴之血上承滋润，清窍方能维持正常的生理功能。而气之升降浮沉，血之贮藏输导，全赖肝气之冲和条达。故肝的疏泄功能对全身各脏腑组织的气机升降出入起着重要的疏通调节作用。因此，肝的疏泄功能正常，气机调畅，则窍通利，方能维持听音、发音、嗅觉功能。故熊老先生特别强调调节枢机便能调节阴阳开合，调节气机升降出入，枢机调则清升浊降，邪出里安。熊老先生认为枢机一般易壅滞不利，强调枢机利则阴阳和，临床上多重视调利枢机。

熊老先生强调五官之窍乃清阳之窍，《素问·阴阳应象大论》曰："清阳出上窍。"升清降浊之功非脾莫属，脾健则窍利。熊老先生重视调护脾胃，认为脾胃为后天之本，有受纳腐熟、输布水谷精微之功。四肢百骸、五官九窍，全赖脾胃输布之水谷精微以滋润濡养，熊老先生认为，湿为百病之首，其余诸邪皆可夹湿而侵入，其侵人常黏滞凝重，缠绵难愈而不易去。体内水湿之蒸化输布，如天地之云雾，上蒸浮游，尝遇空窍，则停凝不去，聚湿为痰，痰湿蒙蔽清窍，则清窍为之不利，耳为之壅塞不通而耳鸣耳聋，鼻之涕多而窒塞，喉之为声嘶而声暗。熊老先生认为治宜辛香走窜温阳化湿之品，以温化湿浊，如阳光照耀孔窍，而湿去窍清。故他强调治窍先治脾，脾旺湿不积，脾为源泉，温润有常，补泻适度，则土强窍健。

3. 整体辨证为核心，注重局部

整体辨证是中医的重要特点之一，熊老先生在诊治耳鼻咽喉疾病时，强调整体辨证的重要性，虽然耳鼻咽喉为头面官窍，但其与脏腑息息相关。因古代医学限于观测条件，不能深入微观领域，随着额镜在中医耳鼻咽喉科的应用日渐广泛，耳鼻咽喉科局部结构异常可查可见，耳鼻咽喉结束了仅通过肉眼直接观察耳鼻咽喉外在的颜色、形态变化来诊断疾病的时代。通过额镜、压舌板等器械对耳鼻咽喉之窍进行一些局部的观察，如借助额镜观察鼓膜的形态及活动情况，如用窥鼻器直接观察鼻腔内鼻中隔、鼻黏膜、鼻甲、鼻道等颜色、形态变化，以及有否分泌物，分泌物的质、量，有否赘生物，用间接喉镜观察咽部及喉部颜色、形态变化，是否有出血、分泌物、赘生物等，这样大大扩大了中医望诊的范围，将一些以前用肉眼无法直接观察到的变化客观地反映出来。通过检查，不仅能揭示耳鼻咽喉科疾病的细微变化，使认识更加深入，而且还能更加客观地反映耳鼻咽喉科疾病的实质，对中医的四诊是一大补充。它不仅丰富了临床资料，还为辨证论治提供了更准确的信息，使辨证更加合理准确。因此，诊察五官局部结构异常在一定程度上可知脏腑之变化。熊老先生接受现代科学新思想，在局部检查方面，亦常用间接喉镜等检查声带疾患，并认为用此可扩大中医望诊范围，充实四诊内容。专科检查有利于辨病诊断，固无疑义，对辨证施治亦有一定价值。举喉炎为例，历代医家往往以"金实不鸣""金破不鸣"来概括声音嘶哑的病机。今有现代器械，喉镜犀烛，窥见诸如声带小结、声带息肉之类，很多不属肺实肺虚之证，却以消痰化瘀治法获效。

熊老先生通过望喉底黏膜之色泽，验鼻衄之血色，脓耳脓液之色质进行临床辨证。如熊老先生认为鼻咽部黏膜如见暗红，光泽消退，常为郁热火炎；如见色灰白，微水肿，常为风寒上犯；如见红丝缭绕，则为气血瘀滞不畅等。熊老先生提倡在临床整体辨证的基础上重视结合耳鼻咽喉科局部辨证。如患者咽喉肿胀疼痛，有异物感，吞咽不利，吞咽时疼痛增剧，口气臭秽，舌红，苔黄腻，脉弦滑，结合喉膜肿胀充血，可诊断为脾胃湿热证；患者若咽喉疼痛剧烈，吞咽时痛增，甚者汤水难咽，疼痛连及耳窍，牙关开合不利，发热，心烦，口气热臭，舌红，苔黄干，脉数有力，结合喉膜充血肿胀，喉核局部高肿，表面有脓点，可诊断为胃火炽盛；患者若鼻涕稠浊量多，头昏头闷，嗅觉障碍，舌红，苔黄，脉弦数，结合鼻腔黏膜充血肿胀，鼻腔内黄脓鼻涕，可诊断为胆腑郁热；患者若咽喉疼痛，有异物感，吞咽不利，声嘶音沙，恶寒发热，头痛身疼，舌红，苔薄白，脉浮，结合喉底黏膜充血肿胀，喉核红赤肿大，或表面有脓点，可辨证为外邪犯肺证；患者若咽喉干灼疼痛，有异物感，声嘶声哑，说话费力，干咳痰稠，或咳痰带血，舌红少津，脉细数，结合喉底黏膜潮红，干燥少津，或喉底黏膜腐溃，喉核肿大，其表凹凸不平，可辨证为肺阴虚证；患者若咽喉有异物感，声音不扬，声嘶音沙，声音低怯，或中气下坠，声音暗哑无力，说话费力，面色㿠白，舌淡，脉弱，结合喉底黏膜淡白，可辨证为肺气虚证；患者若咽喉疼痛，干燥发痒，声音干沙，干咳少痰，或痰中带血，口干欲饮，舌红干，脉数，结合底黏喉膜充血，干燥少津，可辨证为肺燥热证；患者若气短乏力，说话不能持久，语声低怯，形体消瘦，面色不华，纳呆腹胀，大便溏泄，舌淡，苔白，脉弱，可辨证为脾胃气虚证；患者若咽喉有异物感，或如梅核，或如炙脔，吞之不入，吐之不出，不碍饮食，或情志抑郁，心烦易怒，或卒然声哑，脘痞腹胀，苔薄、脉弦，结合喉壁颗粒突起，或融合成片，可辨证为肝气郁结证；患者若素体虚弱，咽喉干燥，灼热疼痛，声音低怯，或声嘶音沙，有异物感，或咽喉疼痛，腰膝酸软，唇红颧赤，舌红，苔薄而干，脉细数，结合喉底黏膜潮红，或糜烂腐溃，边缘红赤，溃口久不愈合，可辨证为肾阴虚证；患者若咽喉焮赤干燥，肿胀疼痛，吞咽时疼痛加剧，声嘶，或壮热烦渴，呼吸气粗，口气热臭，痰鸣气促，舌苔黄干，脉数有力，结合喉底黏膜充血肿胀，喉核肿大充血，或表面有黄白色脓点，可辨证为肺胃热盛证；患者若咽喉不适，咳喘痰多，声音低怯，说话费力，咽喉黏膜腐溃流脓，脓液清稀，形寒肢冷，舌淡体胖，苔白，脉沉弱，结合咽喉黏膜淡白或糜烂腐溃，溃口深陷，久不愈合，可辨证为脾肾阳虚证。

熊老先生强调只凭专科检查来辨证、辨病也是不正确的，应该强调整体观，四诊合参以确定病证。故熊老先生强调在重视局部症状辨证的同时，不忘全身症状辨证的重要性，抓住病变的本质，提高临床疗效。将局部辨证与全身辨证结合起来，在辨病的前提下辨证，在辨证的基础上治病。

这也充分体现了熊老先生所处时代的特点：西方先进文化及先进技术传入中国，西方医学与中国传统医学交锋与融合。面对当时境况，熊老先生等中医人杰因势利导，吸取西方医学的先进技术，丰富中医的理论体系及诊疗手段，强化祖国医学的顽强生命力。故在传统中医四诊的基础上结合西方医学的先进技术，进行局部辨证。这不仅体现了当时社会的医学背景，而且体现了中医学者的博大胸怀与智者眼光，这就是中医的博大与深邃，这又恰是中医整体辨证的真谛与精华。

四、尤重喉科

熊老先生对喉科尤为擅长，他认为：喉乃方寸之地，外邪侵袭，咽喉首当其冲，咽喉之症诸如喉风之类具有发病急、病情重、变化速、危害大等特点，故古有"走马看咽喉，不待少顷"之说。认为喉病的诊断与治疗"差之毫厘，失之千里也"。

1. 治疗喉科疾病应整体与局部并重

咽喉虽为全身的咫尺之地，但与脏腑有着密切的关系，咽喉疾病虽有其局部特点，但也是全身疾病的一部分，或有着密切的联系，所以对于咽喉病的辨证和治疗，除应注意咽喉部本身的特点和专用药外，同时要注意全身的症状，也就是中医学的整体观念。

熊老先生认为咽喉虽为独立器官，但通过经络的沟通与内在的五脏六腑发生着密切的联系。人是一个有机的整体，人与自然界也是一个有机的整体，这种认识机体自身整体性和内、外环境统一性的整体思维，始终贯彻到中医喉科学的生理、病理、诊法、辨证治疗、预防调护等各个方面。熊老先生认为，应注意从整体、从自然界变化对人体的影响上来认识咽喉局部的生理及病理变化。熊老先生提出中医各科的基础在于整体辨证，任何中医专业都不能脱离整体辨证与辨证论治的基础，喉科病证同内科病证一样，是将八纲辨证、脏腑辨证、气血津液辨证相结合的，在辨证中，必须树立整体观。

总之，熊老先生治疗咽喉病时，不但论及局部的治疗，如咽喉局部的辨证，乃至局部的喷药和含化药等，而且非常重视全身的辨证。

熊老先生认为咽喉均为深在的孔窍，必须借助于特殊的器械才能观察，这决定了中医喉科学自己的专科特点，随着当时额镜及间接喉镜在中医耳鼻咽喉科的应用日渐广泛，喉科局部结构异常在疾病中的变化可查可见，对喉疾的诊断作用显著。喉疾，实为脏腑失调、气血失和、循经反映于局部之全身疾病，因而常以脏腑为根本，经络为通路，气血为基础，临床表现为结果。所谓"有诸内，必形诸外"，脏腑之虚实盛衰必将反映到喉腔局部，因此，诊察喉部结构异常在一定程度上可知脏腑之变化。熊老先生通过望咽喉黏膜之色泽、喉核之形态进行临床辨证，举例如下。

熊老先生认为咽喉红肿疼痛是咽喉科常见的症状，是辨证要点中的重点。红肿与疼痛是两个不同的症状，但红肿与疼痛是有一定关系的：红肿甚者，疼痛也剧烈；红肿轻微，疼痛亦轻；肿胀微红者，胀痛不甚；红而肿轻者，掀痛一般。引起红肿疼痛的原因有外感邪热、风寒束表、肺胃火热上蒸、虚火上炎、肺胃积热、外染邪毒等。病之初起，疼痛逐渐加重，或吞咽不便，当咳嗽和吞咽疼痛加重，伴灼热干燥，或咽痒，有异物堵塞等症者，为邪毒外犯，肺经有热之表征。若伴见恶寒发热，头痛无汗者，为风寒束表，咽喉痹阻所致。若咽部疼痛剧烈，痛连耳根及颌下，吞咽困难，有堵塞感，伴高热，口渴饮冷，大便干燥等，为邪热传内之里实热证。若咽喉微痛，微痒，干燋不适，说话费力，上述症状午后较重，伴午后潮热，精神疲乏，或耳鸣，耳聋，腰膝酸软等，为阴虚虚火上炎，久灼咽喉所致。若咽喉微痛，以午前较重，伴咽中不适，有异物感，口渴不思饮，饮则喜热，或小便清长，大便溏泄等，为阳虚，虚阳浮越于咽喉所致。若突发咽喉灼痛剧烈，吞咽困难，多为脾胃积热，外感邪毒，蒸灼咽喉，伤于肌膜所致。肌膜腐败，成脓为痈，是热毒最盛之时。热毒蕴蓄，散络瘀阻，故疼痛剧烈，色深红而高肿。

熊雨田老先生认为咽喉黏膜腐烂是指患处肌膜溃烂，其溃烂有深浅、红肿或不红肿、疼痛或微痛等的不同，临证时，应予以鉴别。咽喉的腐烂，有因风热邪毒侵袭，外染瘟毒，虚火上炎，正虚痰浊郁结，烫伤等所致。若遇咽痛明显，喉核红肿，有假膜，不超出喉核范围，用棉签拭之易去，不易出血者，为风热邪毒上犯咽喉，腐灼肌膜所致。若发病急，咽喉疼痛，吞咽困难，喉核出现白点，逐连成灰白色膜，可蔓延至喉关内外，用棉签拭之，白膜不易拭去，强剥则出血，且白膜脱去后旋复出现者，为瘟毒所致之白喉。若咽喉疼痛，吞咽有碍者，见喉关或关内有溃疡，如白色斑块状，周围肌膜不红不肿或淡红，用棉签拭之易擦去，为虚火上炎，久灼肌膜而成。若见小儿喉核肥大，阻于喉关，不红不痛，用棉签触之略硬，挤压又无溢出物者，为正虚气血凝滞，痰浊郁结所致。若咽喉被理化因素损伤者，可见口腔、咽喉各部肌膜有溃疡及白膜形成，常伴见充血，肿胀，表面有水疱者，为咽喉灼伤。

熊雨田老先生认为脓液多见于喉痈。临床上应根据脓液的稀稠、颜色、气味、量及痈肿局部的症状来进行辨证。根据脓液及局部情况辨别成脓或未成脓，属湿热之证或正虚邪实，或脾胃亏损，邪毒内陷，或脾虚湿聚等。患处肌膜颜色鲜红或深红，肿胀散漫，掀痛较甚，按之坚硬不软者，为脓未成熟。如红肿光亮，肿势高突，四周红晕紧束，中央高突，有跳痛感，按之柔软，是脓已成熟。脓液稠黄，多属实热证；若稠黄且量多，多为湿热之证。脓液清稀或污秽者，多为正不胜邪的虚证；如清稀，污黯而腥臭，溃口久不愈合者，多为脾胃亏损，邪毒内陷之证。脓清稀而量多，长流不止，溃口难愈合，多属脾虚湿聚。

熊雨田老先生认为，异物感是咽喉病患者的自觉症状，根据异物感的情况，来辨其属于风热犯肺，虚火上炎，气滞痰凝，骨鲠等。熊雨田老先生认为此种症状主要因气滞痰凝而起，而痰、气之成因，或因七情所致，或因肺、脾、胃、肝等脏腑功能失调而生，且大多认为以肝郁脾虚为主。熊雨田老先生认为若新病咽中有异物阻塞感，伴咽部灼痛，咽痒，发热，恶风等症者，为风热犯肺，上及咽喉所致。若久病咽中有异物感，伴咽中不适，微痛，干痒，干咳，恶心，常见有黏痰附于咽喉，咯出方觉舒适，症状晨轻，午后加重，或过度劳累，多食煎炒肥甘后症状加重，多为阴虚，虚火上炎所致。若常感咽中有异物，声音低沉费力，讲话不能持久，甚则嘶哑，日久不愈者，多为肺脾肾虚，咽喉失于濡养，气滞痰凝所致。若久病咽中哽哽不利，如有异物堵塞，微痛，干痒不适，常做"吭""咯"动作，望能排除，易恶心作呕，说话不能持久者，多为气机不利，气滞痰凝于咽喉之连珠喉痹。若觉咽中有异物，如梅核阻塞，或如棉絮，或如虫扰，或如痰黏于喉者，咯之不出，咽之不下，不痛不痒，不碍饮食，多与情志变化有关。若时轻时重，时发时止，常伴胸胁胀满，喜嗳气，妇人月经不调，经期乳房作胀等症者，为肝郁脾虚，气滞痰凝于咽喉之梅核气。若在进食中突然觉得咽部疼痛，或胸前疼痛，吞咽咽痛加剧，以致不敢进食，咽喉内有异物感，或口涎中带血丝者，常提示骨鲠存在。

熊雨田老先生认为，声音发于喉，经咽、口协助而出。因此声音的改变与咽喉有一定的关系，轻则发声不扬，重则嘶哑，甚则失音。引起声嘶的原因很多，有肺胃热盛，外感邪气，肺脾肾亏虚，肝气郁结，肺气壅闭，心肾气虚，虚火上炎，感染瘟毒等。若新病声嘶或失音，其发病急速，病势严重，伴咽喉疼痛剧烈，吞咽困难，痰涎壅盛，呼吸困难等，为肺胃热盛，痰火邪毒停聚咽喉所致。若突然声音嘶哑，甚至失音等，伴见喉内不适，干痒而咳，或喉内灼痛，发热恶风者，为风热袭肺，邪热上蒸于喉所致。若久病声音嘶哑，甚或失音者，多为素体虚弱，劳累太过，或久病失养，肺脾肾亏虚，喉失所养，邪滞于喉所致。若因七情气郁，突然失语，伴精神抑郁不舒，可作"嘘嘘"耳语，咳嗽，哭笑时声音如常者，为肝气郁结，气机不利，碍于咽喉所致。若声音嘶哑或失音，因妊娠至八九月间又无其他不适之症者，为胎气壅闭，肾脉被阻所致。若产后失音，伴见面色㿠白，心悸气短，腰膝酸软等症者，为心肾气虚，不能上通喉舌所致之产后喑。若久病声音嘶哑，喉干灼热，痒而咳嗽，吞咽疼痛，甚或失音，伴见潮热盗汗，颧红唇赤，手足心热等症，为虚火上炎，久灼咽喉所致。若新病突然鼻塞声哑，来势凶猛，伴见喉关内外白膜，呼吸短促困难，痰涎闭结喉间，烦躁不安，咳嗽声如犬吠声等症者，为瘟毒犯喉之白喉重症。

熊雨田老先生认为影响咳嗽的响度，主要原因有外感，脏腑亏损，阴虚，气滞痰凝，邪毒结聚，感染疫毒等。若新病闻咳嗽声音响亮，痰黄稠，伴咽痛，吞咽痛甚，发热恶风，口干等症者，为表邪袭肺，肺失宣降。若病程较长，干咳少痰，咽痒，午后加重，伴咽部有异物感，干呕等，为脏腑亏损，虚火上炎。若久病咳嗽，咯痰不爽，痰中带血，伴咽痒，吞咽困难，妨碍饮食，声音嘶哑，喉干灼热，潮热盗汗，手足心热，疲倦无力，为阴虚虚火上炎，久灼咽喉。若咳嗽伴喘鸣，声嘶，甚或呼吸困难，窒息，考虑气滞血瘀于咽喉之肿瘤。若咳嗽频繁，咯痰带血，伴声嘶日久，呼吸困难，口气恶臭，剧烈头痛，吞咽困难等，应高度怀疑为正虚邪毒结聚，腐蚀咽喉之喉菌。若咳嗽如犬吠声，伴咽喉肿痛，吞咽困难，咽喉中出现白膜不易拭去，鼻塞声哑，痰鸣如锯，呼吸困难，面色苍白等，为疫毒犯喉之白喉。

熊雨田老先生又善从咽喉发出的异常气味来辨别疾病的虚实、寒热。异常气味发生的原因，有肺胃火热、肺肾亏耗、疮疡及肿瘤的溃烂等。若咽喉病新起，有秽恶臭气，或流涎腥臭者，多属实热火毒，系肺胃火热上蒸。虚寒性咽喉病证，一般口和而无臭气，即有臭味，一般也较轻微。久病而口气臭秽者，多为肺肾亏耗，邪毒伤腐肌膜之征。若喉核处表面有污秽腐物附着，常流臭涎或渗出恶臭难嗅者，可能为气血衰败，肌膜腐烂之喉核菌。若口气恶臭难嗅，伴声嘶或失声，或咳痰带血者，可能为火毒内攻，肌膜腐败之喉菌。

熊雨田老先生认为咽喉为饮食、呼吸之要道，一旦有病，病情变化迅速，常酿为危候。因此，强调识别危候十分重要。凡咽喉病，而见颈部红肿，连及胸部，咽喉患处，出血不止，脓色污黯，兼有臭恶，白膜密布，或腐烂较深，颜色紫黑，呼吸困难，饮食难下，均为病情严重之征。颈部红肿连及胸部，是血热气盛，痰火上壅，热入心包之危重证。出血不止，是导致气随血脱的危证。脓色污黯，兼有臭恶，为气血亏耗，邪热内陷之重证。白膜密布或腐烂较深，颜色紫黑，为疫毒或火毒内郁，蒸腾咽喉，气血痰浊瘀聚所致，严重者可引起呼吸困难，饮食难下。全身症状见神志昏沉，高热寒战，牙关紧闭，两目直视，汗出如珠，痰多气急，或痰鸣如锯，鼻煽唇青等，也均属危证。邪热壅盛，热入心包，蒙蔽心窍，故神志昏沉，高热寒战；痰涎火毒壅塞于咽喉，故痰鸣如锯；气鸣如锯，呼吸困难，故鼻煽唇青。血热燔灼肝经，牙关紧闭，两目直视，汗出如珠，属亡阳虚脱之证。

熊雨田老先生认为咽喉正常生理功能的发挥，有赖于全身脏腑组织的正常功能。咽喉出现病变可能是由脏腑经络中某一环节的功能失调所引起的；反之，脏腑发生病变时，咽喉也会出现相应的症状。即咽喉可以表达整体生命活动的信息。熊雨田老先生强调中医的整体观，同时也注重咽喉的局部辨证，临证时，要诊察局部，也要诊察整体。也就是说，对咽喉科疾病要局部联系整体，不能孤立地看待，应密切联系到病人的体质强弱、性情好恶、地方水土、四时气候、年龄、性别、职业等，更须深入了解病人是否有寒热、汗出、饮食、睡眠、二便、妇女月经（或妊娠）等全身情况，亦不能忽视脉诊与舌诊。例如喉痹，局部辨证应抓住咽喉疼痛，咽干，灼热，异物感，吞咽不利等主要症状，局部检查见咽部充血肿胀，咽后淋巴滤泡和咽侧壁红肿或可见黄白色脓点，或颌下淋巴结肿大压痛。整体辨证，一是分析是否因感受风热之邪而致，二是分析全身症状，有无恶寒发热、疼痛，二便情况，舌脉表现，通过整体与局部的全面分析，才能正确辨证，分析病情。临证疗疾，须安神定志，心存整体，见微知著，察舌按脉，窥窍观颜，手随心转，法从手出，别阴阳而施治，辨虚实而用药，其病非一方一药所胜也。

2. 强调利枢机，创立枢机汤与枢机穴

"凡脏腑十二经之气化，皆必藉肝胆之气化以鼓舞之，始能调畅而不病"（《读医随笔·卷四》），强调了肝胆之气调畅全身气机的功能。熊雨田老先生认为肝的疏泄功能正常，全身各脏腑组织的气机升降出入平衡协调，则气机调畅、气血和调、经络通利，脏和窍利。在生理情况下，肝的疏泄功能正常，肝气升发，既不亢奋，也不抑郁，舒畅条达，则人神清志和，咽喉清爽；若肝失疏泄，则气机不畅，喉窍壅塞，喉疾乃出。故熊雨田老先生在临床上善用川芎、柴胡等调畅

气机。

"木之性主乎疏泄。食气入胃，全赖肝木之气以疏泄之，则水谷乃化。设肝不能疏泄水谷，渗泄中满之证在所难免"（《血证论·脏腑病机论》），指出了肝胆之气协调脾胃气机升降的功能。胃气主降，受纳腐熟水谷以输送于脾；脾气主升，运化水谷精微以灌溉四旁。熊雨田老先生认为肝的疏泄功能正常，是保持脾胃升降枢纽能够协调不紊的重要条件。肝属木，脾胃属土，土得木而达。肝的疏泄功能，既可以助脾之运化，使清阳之气升发，水谷精微上归于肺，又能助胃之受纳腐熟，促进浊阴之气下降，使食糜下达于小肠。若肝失疏泄，犯脾克胃，必致脾胃升降失常，临床上除具肝气郁结的症状外，既可出现胃气不降的嗳气脘痞、呕恶纳减等肝胃不和症状，又可现脾气不升的腹胀、便溏等肝脾不调症状。故熊雨田老先生在临床上常常通过调理肝胆疏泄之功间接调理脾胃枢机运转。

熊雨田老先生从疏肝理气、柔肝畅志、调和肝脾等入手利肝胆枢机，认为肝为枢机，位居半表半里，邪之外解与邪之传里，均需肝之疏泄。耳鼻咽喉诸窍乃人体头面清窍，清阳之气上达温煦，至阴之血上承滋润，清窍方能维持正常之生理功能。而气之升降浮沉，血之贮藏输导，全赖肝之冲和条达。气机调畅，则窍通利，方能维持听音、发音、嗅觉功能。故熊雨田老先生常用疏肝理气、柔肝畅志、调和肝脾治疗喉疾，往往在临床上运用时加入香附、柴胡、郁金疏泄气机，提高了临床疗效。

熊雨田老先生对肝胆的认识，结合喉科的专业特点，认为肝胆枢机不利则喉疾发，结合临床经验，逐渐形成了枢机论的雏形，认为五官之疾重在通利，通利之法唯有调和肝胆，枢机和则窦窍利。其后熊雨田老先生通过临床总结，发现脾胃对五官之疾有很大的影响，于是提出了升清降浊之功非脾莫属，脾健则窍利的观点。

"脾胃为后天之本，气血生化之源"，注重脾胃，是东垣脾胃学说的基本论点。"元气充足，皆由脾胃之气无所伤，而后能滋养元气；若胃气之本弱，饮食自倍，则脾胃之气既伤，而元气亦不能充，而诸病之所由生也"。熊雨田老先生在临床上相当重视东垣理论，认为脾胃为人后天之本，脾的运化功能健全，则能化生精、气、血等，濡养脏腑、经络、四肢百骸及皮毛官窍，机体才发挥正常的生理功能。若脾失运化，则五脏失养，日久则正气虚弱，官窍失职，喉疾乃出。

故熊雨田老先生在治疗上每每顾护脾胃，补益人之正气。

"清阳出上窍，浊阴出下窍；清阳发腠理，浊阴走五脏；清阳实四肢，浊阴归六腑"，即脾胃为气血升降的枢纽，脾胃健运，升则上输心肺，降则下归肝肾，才能维持正常的升降运动。若脾胃升降失常，则内至五脏六腑，外达四肢九窍，都会发生种种病证。故熊雨田老先生特别推崇东垣的脾胃升降观，认为脾为孤脏，中央土以灌四傍，脾胃位居五脏六腑中央，为气机升降之枢，清阳出上窍，耳、目、鼻、口是也，浊阴归六腑，脾胃枢机升降失调，则清阳不升，清窍失养；浊阴不降，浊留清窍。故熊雨田老先生喜用柴胡、升麻升发清阳，枳壳、瓜蒌通降腑气。

熊雨田老先生认为，湿为百病之首，其余诸邪皆可夹湿而侵入，其侵入常黏滞凝重，缠绵难愈而不易去。体内水湿之蒸化输布，如天地之云雾，上蒸浮游，常遇空窍，则停凝不去，聚湿为痰，痰湿蒙蔽清窍，则清窍为之不利，耳为之壅塞不通而耳鸣耳聋，鼻之涕多而窒塞，喉之为声嘶而声喑。熊老先生认为宜辛香走窜温阳化湿之品，以温化湿浊，如阳光照耀孔窍，而湿去窍清，故强调治窍先治脾，脾旺湿不积。

熊雨田老先生从补脾扶正、升清降浊、化湿运脾三个方面认识到脾胃的功能，结合到喉科理论，认为喉窍位于人体头面部，属于"清空之窍"，有赖于人体清阳之气濡养，清窍以通为用，清窍阻滞为其首要病因。如患者患喉疾日久，往往是由于清阳不升或浊阴不降，致使清窍失养或浊邪滞窍所致。而脾虚、升降失调、湿邪均可导致脾胃枢机不利发生喉窍疾病。故熊雨田老先生认为健脾补土、升阳降浊、祛湿通窍是喉科的重要治疗法则。熊雨田老先生特别强调喉疾常因脾虚、升降失职、湿浊困脾相互杂糅迁延导致，对此，熊雨田老先生用健脾益气、运脾祛湿、升阳通窍三法治疗喉疾。认为这三法相辅相成，往往在临床上运用时加入黄芪、柴胡、枳壳、茯苓，共奏健脾益气、升清降浊、祛湿通窍之功。

熊雨田老先生结合了脾胃枢机和肝胆枢机理论，特别强调调节脾胃肝胆枢机便能调节阴阳开合，调节气机升降出入，枢机调则清升浊降，邪出里安；熊雨田老先生认为枢机一般易壅滞不利，强调枢机利则阴阳和，临床上多重视调利枢机，提出了枢机论："阴阳未判，盖曰混沌，则有阴阳，清则浮升，浊则沉降，自然之性也，升则为阳，降则为阴，清浊之间，是谓中气；中气者，阴阳升降之枢轴，脾胃是也；升降阴阳之权，全在乎中，脾胃之枢乃脾升胃降，升清降浊是也，宛日月东升西落，昼明夜暗，质之枢也。子半阳升，阳生则升，三阳左升，则为肝木。脏腑十二经之气化，一日而周，肝为之端，肝气枢利，阴阳相随，外内相贯。肝为玄门，气经玄门，十二经之气化周而复始，万物发陈，灵气秀动。玄门之枢乃水火之使，水火所由以升降也，宛如子时阴极阳生，冀志之始，量之枢也。子时玄门开，阳气始散，阴气始闭，量变始也；旦辰脾苏，清阳始升，浊阴始降，质变始也；午刻玄门闭，阴气始生，阳气始敛，量变始也；晦夕胃寐，纯阴始结，炉阴始归，质变始也。土之所以升降失职者，木型之也。木生于水而长于土，土气冲和，则肝随脾升，胆随胃降，木荣而不郁。土弱则木邪横逆，土被其贱，脾不升，胃不降，即肝脾之郁而不升也，胆胃之郁而不降也。胆木之气化于相火，胆木右降，则相火下蛰而不上炎，胆木逆升，相火上炎而刑金，肺金被克，清气郁蒸，而生上热。肝气不升，生抑郁而生下热。"

　　熊雨田老先生认为脾胃为气机升降之枢，即气化生克的质变之枢；肝胆为阴阳生杀之枢，即气化生克的量变之枢。机体两枢机协调运作，则升清降浊，气机循环有序。若枢机不利，则清阳下陷，浊阴上扰，气机乱逆，阴阳失调，病邪乃生。熊雨田老先生根据喉疾病理生理特点，即"清阳上升，喉窍空灵，浊阴上逆，喉窍窒塞"，在枢机论思想的指导下提出了"通利膜原之法唯有肝胆，枢机和则窦窍利；升清降浊之功非脾莫属，脾健则窍利"的喉科治疗大法。后来先生创经验方"枢机方"作为治疗五官疾病的基础方。枢机方主要由柴胡、茯苓、川芎、枳壳、瓜蒌、半夏、香附、郁金、桔梗、牛膝、南沙参、黄芪、当归等药物组成。全方以柴胡为君，升阳疏肝，调和肝脾；茯苓运脾健脾、祛湿护中，川芎疏肝理气，两药共为臣药，以增柴胡升阳疏肝，调和肝脾之功；方以枳壳、瓜蒌、半夏、香附、郁金、桔梗、牛膝、南沙参、黄芪、当归共为佐助药。柴胡苦辛微寒，疏肝解郁、升举阳气，配合川芎，桔梗，可增强升清之功；柴胡苦辛微寒，疏肝解郁、升举阳气，配合川芎、香附、郁金可增强疏泄之功；柴胡、茯苓、川芎、枳壳、瓜蒌、半夏、黄芪相配，共奏健脾益气、升清降浊、祛湿通窍之功；柴胡、川芎、郁金、香附共增疏泄气机之力；柴胡、桔梗升清，枳壳、瓜蒌降浊，升降互用；南沙参制约以上药性之温燥，润养官窍；柴胡、川芎、当归相配则气血并调；邪之所凑，其气必虚，方以黄芪补脾肺之气以扶正。综观全方配伍，有如下两个特点：其一，以调理肝脾枢机为主；其二，升降并行，气血并调，标本兼顾。此方配伍严谨，组方合理，治疗由肝气郁结，脾虚失运，肝脾枢机不利所致之五官疾患，由此加减化裁，用于临床取得满意之疗效。

手之三阳，自手走头，足之三阳，自头走足，头为手足六阳之所聚会。咽喉者，阴阳升降之路也。足阳明胃经之脉，循喉咙而入缺盆。足太阴脾之脉，挟咽而连舌本。心手少阴之脉，挟咽而系目系。小肠手太阳之脉，循咽而下胸膈。肾足少阴之脉，循喉咙而入颃颡。五脏六腑之经，不尽循于咽喉，而咽为六腑之通道，喉为五脏之总门。故熊雨田老先生把喉科枢机论的思想应用到针灸领域，认为通过针灸疏通经络气血阴阳，进而通利脾胃玄门之枢。后来熊老先生结合刺络疗法创立"枢机穴"作为治疗喉疾的基础穴。枢机穴主要以足三里、百会、太冲、行间、合谷、阿是穴为基础穴。合谷，手阳明大肠经原穴，为治疗头面部疾病之要穴；足三里，足阳明胃经合穴，升清阳之气，通降腑气，还可以补益脾胃，从而调节脾胃枢机升降功能；行间，足厥阴肝经荥穴，疏肝利胆，泻肝胆之火，调理玄门气机；太冲，足厥阴肝经输穴，平肝调肝，健脾化湿，调理玄门气机；百会穴，别称三阳五会，号称天穴，犹如天之北极星，手足三阳督脉之会，升阳举陷；阿是穴，即喉疾反应最敏感点，如乳蛾之阿是穴为喉核周围，喉痹之阿是穴常在喉后壁，刺之痛甚，具有活血消肿、祛邪泻热、通经活络的功效，用三棱针点刺阿是穴 2 ~ 3 下，可使脓血排除。枢机穴以调理肝脾枢机为主，治疗由肝气郁结，脾胃升降功能失司，肝脾枢机不利所致之咽喉疾患，熊老先生用之于临床，收到了奇效。

3. 对咽喉生理病理的认识

熊雨田老先生认为咽喉要维持正常的呼吸、吞咽、发音等生理功能，必须依赖脏腑经气的温煦，脏腑阴液的滋润濡养。只有脏腑和利，经络通畅，气血调和，咽喉才能呼吸通利，吞咽通畅，声音洪亮。若脏腑失调，经络不通，气血失和，则可以发生各种咽喉疾病。由此可见，脏腑经络是咽喉维持正常生理活动的基础，咽喉疾病是脏腑经络病理变化的外在表现。因此，要全面了解咽喉疾病，就必须了解咽喉与脏腑经络的重要关系。以下简单介绍熊雨田老先生对咽喉各方面的认识。

（1）对咽喉病病因的认识

熊雨田老先生认为咽喉为饮食水谷、呼吸气体出入的通道，为言语、发音的重要器官。由于咽喉所处的位置特殊，与脏腑经络的关系密切，受外界可变因素的影响较多，因此病因是多方面的，在诊治咽喉疾病时应全面综合分析。内因多由脏腑经络功能失调、气血失和、咽喉失养，导致各种咽喉疾病。外因多由外邪侵袭、感染疫毒，导致咽喉疾病。过度用嗓、高声吼叫、滥用嗓音等，也可致各种嗓音疾病。虽然咽喉疾病发生的原因较多，但不外时邪侵袭、七情内伤、饮食不节、痰饮瘀血、用嗓不当，或滥用嗓音，以及外伤等。这些致病因素都可引起机体正邪相争，脏腑经络、气血津液等功能失调，而致各种咽喉疾患。

熊雨田老先生认为外邪是引起咽喉疾病的常见原因。风邪所致的咽喉疾病常有起病急、传变快、病情重等特点，如锁喉风、暴喑、乳蛾、喉痈等。风邪侵犯人体，咽喉首当其冲，且寒、湿、燥、火等诸邪常多依附于风邪而侵犯机体，如风寒结聚，客于咽喉，则咽喉疼痛不适，吞咽不利，咽喉发痒，咳嗽痰稀量多，声音不扬或嘶哑，黏膜肿胀，舌苔薄白，脉浮紧；风邪挟热邪从口鼻直犯咽喉，则咽喉充血肿胀，疼痛，吞咽困难，声音嘶哑，口干，黏膜充血，或局部肿胀，或扁桃体充血肿大，表面有脓点，声带充血，舌红，苔薄，脉浮数；风、寒、湿三气夹杂侵犯咽喉，闭阻经络，气血运行不畅，邪聚咽喉部关节，则咽喉不适，吞咽不利，声音不扬，或声音嘶哑，呼吸不利，披裂肿胀，活动受限，活动度欠佳，声带闭合不全，舌淡，苔薄，脉紧。寒邪属阴邪，寒性凝滞收引，易伤阳气，寒邪所致的咽喉病常有发病缓慢，症状较轻，病程较长，或反复发作等特点；寒邪凝聚咽喉，则咽喉疼痛不适，咽部有异物感，吞咽不利，声音不扬，说话费力，畏寒肢冷，或声疲声喑，或声音嘶哑，披裂肿胀，活动受限，声带闭合欠佳，力度下降，苔白，脉沉。湿邪性重浊黏滞，湿邪致咽喉病有发病较慢，咽喉肿胀，分泌物增多，咽干不欲饮，状若阴虚，缠绵难愈等特点。湿邪常挟热侵袭咽喉，湿热熏蒸咽喉，则咽喉肿胀疼痛，吞咽不利，咽部异物感，痰涎增多，咽干不欲饮，咳嗽痰稠，声音嘶哑，黏膜充血，或局部肿胀，分泌物增多，披裂、声带充血肿胀，声带闭合欠佳，舌红，苔黄腻，脉滑。燥为秋令主气，燥邪为敛肃之气，性干涩燥烈，易伤津液。故燥邪所致咽喉病多见于秋天或久晴干燥无雨之季，发病较缓，病情较轻，咽喉干燥疼痛，口干唇燥，渴欲饮水，咳嗽痰少或胶黏难咯，或痰中带血，声音沙哑，黏膜红赤，干燥少津，舌红，苔燥，脉数。火属阳邪，其性炎上，易耗伤阴液。因此，火邪致咽喉病有发病快，病情重，变化迅速，局部充血肿胀，疼痛剧烈等特点。火热致咽喉病，则咽喉充血肿胀，疼痛，吞咽困难，汤水难咽，高热，甚则神昏，烦渴引饮，呼吸不利，黏膜或喉核充血肿大，表面有脓点，或局部肿胀充血，形成咽喉部痈疡。若会厌充血肿胀，则呼吸不利，甚至呼吸困难，吞咽困难，语声难出，或咽喉黏膜糜烂充血，舌红，苔黄，脉数。

熊雨田老先生认为七情内伤、饮食不节、痰饮瘀血也是引起咽喉疾病的常见原因。情志不遂，恼怒伤肝，致肝失疏泄，气机不利，肝气郁结，气滞则痰凝，无形之气与有形之痰结聚咽喉，则咽部如有炙脔、异物感，哽哽不利，吞之不入，咯之不出。若情志不遂，肝气郁结，气滞血瘀，脉络痹阻，则可致声带小结、息肉等。若气滞痰凝，与血结搏咽喉、颃颡等，则可致喉菌、喉瘤、颃颡癌等。摄纳不足，则气血生化之源匮乏，久之则气虚血少，咽喉失于充养，则声嘶声暗声哑，少气懒言，气短乏力，动则气喘，说话费力，声带振动乏力，闭合欠佳，力度下降，舌淡红，苔薄，脉弱等。摄纳过度致热积于中，久则火动痰生，发为咽肿，甚则风痰上壅，咽门闭塞，少顷汤水不入，声音不出。饮食不节，脾胃受损，致饮食积滞日久，郁而化热，生湿生痰，湿热痰浊上蒸咽喉，则致咽喉疼痛、异物感，或局部充血肿胀，或喉核充血肿大，表面有脓点，吞咽困难。

熊雨田老先生认为肺、脾、肾三脏的气化功能障碍，或三焦水道失调，导致水液的代谢失常，水液停滞而为痰、为饮。或多由外邪犯肺，肺脏失调或肺脏虚损，输布失职，水湿停聚而为痰；或由脾虚失运，聚湿为痰；亦可由肾阳虚衰，气化失职，水湿泛溢，结聚为痰为饮。湿痰聚结咽喉，则咽喉肿胀，疼痛不适，吞咽不利或困难，或咳嗽，痰涎增多，声嘶声哑，喉核充血肿大，表面有脓点，声带充血肿胀，或声带有小结、息肉。若痰浊与瘀血结聚于咽喉，则咽喉有新生肿物，苔腻，脉弦。熊雨田老先生认为气虚、气滞、血寒等，血运不畅而凝滞，或由于内外伤，气虚失摄或血热妄行等，致血离经脉，积存于体内而形成瘀血。瘀血聚结于咽喉，则有咽喉不适，吞咽不利，或吞咽梗阻感，声嘶声沙，黏膜暗红，或咽喉部赘生肿物，声带增厚或有小结、息肉等。熊雨田老先生认为咽喉外伤后可有咽喉红肿剧痛，高热，流涎，吞咽不利，声音嘶哑，气急。检查可见有黏膜充血水肿，或局部有水疱、白色伪膜等。若发生于小儿，则病情较重，甚则可因严重并发症而死亡。咽喉枪弹伤、金刃、跌仆打斗、异物刺伤等，可见咽喉黏膜瘀血肿痛，局部破损出血，呼吸不利，或呼吸困难，声嘶等。此外，由于过度用嗓、高声吼叫或发声方法不当等，皆可致声嘶声哑、声带小结、息肉等。

（2）对咽喉病辨证的认识

熊雨田老先生认为咽喉是脏腑在头面的外候，脏腑的病理变化可循经反映于咽喉。反之，咽喉有病也可循经波及有关脏腑，即以窍测脏。咽喉的呼吸、饮食、吞咽、发音等生理功能，与脏腑生理功能正常与否密切相关。因此，对咽喉疾病的辨证，要以脏腑为基础，以症状为依据，辨明其阴阳、表里、寒热、虚实的属性及与脏腑经络、气血津液之间的内在联系，以及各病种间的相互关系，从而以整体观、系统论认识咽喉局部证候。

①八纲辨证

熊雨田老先生认为咽喉科疾病的临床表现虽然是错综复杂的，但可归属八纲之中，皆可分为阴证、阳证两大类，即表证、热证、实证属阳证，里证、寒证、虚证属阴证。病位浅者，为表证；病位深者，为里证。邪气盛者，为实证；正气衰者，为虚证。躁动炎上者，为热证；凝滞收敛者，为寒证。因此，咽喉科八纲辨证，主要辨别其病变的属性、部位及病变性质，用以指导临床。

熊雨田老先生认为阴阳辨证是八纲辨证的总纲，在咽喉疾病中均可用阴阳来统领表里、寒热、虚实。由于阴阳相互对立，相互制约，因此在咽喉疾病的发生发展过程中，阴阳又可相互转化，即阴证可以转化为阳证，阳证也可转化为阴证。

熊雨田老先生认为表里辨证是辨别咽喉疾病的病变部位和病势趋向。临床上常将咽喉病初起，病位较浅，病情较轻，病程较短，兼有发热、畏风等邪未入里症状者归属于表证；将病位较深，病情较重，病程较长的咽喉疾病归属于里证。然而临床中也常有咽喉疾病初起即迅速转为里证；也有表证未解，里证复起等表里错杂的情况。因此，须综合局部与全身症状进行辨别。表证多由六淫外邪从皮毛口鼻而入，壅遏肺系，肺气闭郁，失其宣畅，咽喉不利，功能失调所致。临床中主要由风热、风寒等外邪侵入所致的咽喉病证，有发病快、病情轻、病程短等特点，临床常见咽喉疼痛，吞咽不利，声嘶声沙，咽部异物感，发热畏风，头昏头痛，苔白，脉浮。喉部检查多见咽部黏膜充血肿胀，分泌物增多，或扁桃体充血肿大，声带充血肿胀，治应辛温散寒或辛凉宣散，解表利咽。里证常因邪气由浅入深，为病位在脏腑、气血的证候，有病程较长、病情较重、病位较深的特点。其范围较广，在临床中，主要是由外邪治不及时或治不彻底，邪气由表入里，或病程较长，耗伤正气，脏腑虚损，气血失和，或情志不遂，脏腑内伤，饮食劳伤，或气滞血瘀，气滞痰凝等而引起咽喉各证候。其表现常有咽喉干燥，灼痛不适，声嘶声沙，或久病失音，吞咽不利，咽部异物感，咽喉肿胀疼痛，或呼吸困难，痰涎壅盛，或汤水难下，大便燥结等。检查多见咽部黏膜焮赤肿胀，扁桃体充血肿大，甚者表面有脓点，或局部高肿，黏膜潮红，干燥少津，黏膜或糜烂，溃口难愈合，声带充血肿胀，披裂、室带充血肿胀，声带松弛，闭合欠佳，声带边缘有小结、息肉。治以清热泻火，消肿解毒，或活血散结，逐瘀开音。

　　熊雨田老先生认为寒证是由脏腑虚损，无力托邪，阳气不足，或感受寒邪所致的证候；热证是由感受热邪，机体阳气偏盛，阳盛阴虚所致的证候。在咽喉科临床中，除热证、寒证外，有寒热错杂者，有初为热证后转为寒证者，也有初为寒证后转为热证者，还有真寒假热、真热假寒者。寒证是由机体感受寒邪，或阴盛阳衰，脏腑功能活动虚衰，咽喉失其温煦所致的证候，其证有病程较长、病程缓慢、缠绵难愈等特点。临床多见咽喉疼痛不适日久，有异物感，痰涎清稀量多，声嘶声沙，说话费力，面色㿠白，腰膝冷痛，形寒肢冷，舌淡，苔白，脉沉无力。检查多见咽喉黏膜色淡白，披裂活动欠佳，室带、声带、披裂水肿，分泌物增多。治以温阳化气，温补脾肾。热证是多由外感火热之邪，或脏腑蕴热，邪热内炽，或情志不遂，郁而化火，或饮食不节，郁积化火，邪热上炎咽喉所致的证候，其证有发病快、变情急、变化速等特点。临床常表现为咽喉疼痛，日渐加剧，汤水难咽，口渴饮冷，发热心烦，口气热臭，面赤气粗，舌红，苔黄，脉数。专科检查多见咽喉黏膜充血肿胀，或局部高肿，酿脓，或黏膜腐溃，扁桃体充血肿大，表面有黄白色的脓性分泌物，会厌、声带、室带、披裂充血肿胀。常以清热泻火，消肿解毒为主要治疗原则。

　　熊雨田老先生认为虚实辨证是辨别邪正盛衰在咽喉部的表现。实证与热证为同一属性，即邪气较盛的证候；虚证与寒证为同一属性，即正气虚，气血不足，咽喉失养的证候。由于个体差异导致患病后的表现不同，因而在咽喉科疾病的发生发展过程中，常有虚实夹杂、虚证转为实证、实证转为虚证、真虚假实、真实假虚等证。虚证多为脏腑虚弱，功能活动降低，气血虚衰，正气不足，咽喉失于滋养的证候。临床常见咽喉干燥，灼热不适，痰涎增多，声嘶、声哑、声沙，声疲声暗，说话费力，气短懒言，自汗乏力，舌淡，苔白，脉细无力等。专科检查多见咽喉黏膜潮红，干燥少津，或黏膜糜烂，久不愈合，会厌抬起欠佳，声带松弛，张力下降，闭合欠佳。治以补虚扶正，益气养血，补中益气汤、归脾汤等加减。实证常由邪气过盛，正气未虚，外邪入侵，邪壅咽喉，或脏腑蕴热，邪热内炽，上炎咽喉，或脏腑失调，痰饮、水湿、瘀血等凝聚咽喉所致。然而，实证与热证为同一属性，其临床表现也有诸多相似之处，因此在辨证、用药时宜兼而顾之。临床常见咽喉肿胀疼痛，疼痛日渐加剧，吞咽困难或汤水难咽，声嘶声哑，口臭，心烦，呼吸气粗，面赤发热，痰涎壅盛，舌红，苔黄，脉数有力等。检查常见咽喉黏膜充血肿胀，或局部高肿，扁桃体充血肿大，或黏膜腐溃泌脓，声带肿胀充血。治应清热泻火，祛痰利咽。

②气血津液辨证

熊雨田老先生认为气血、津液有滋润濡养咽喉的作用，是咽喉维持正常生理活动的物质基础，与脏腑有着密切的关系。脏腑的生理功能和病理变化，可直接影响到气、血、津液的变化。反之，气血津液的病理变化也可影响到脏腑的生理功能。气、血、津液调和，功能正常，则咽喉得其温煦、濡润而能维持正常的呼吸，饮食吞咽，发音等生理功能。若气血津液失调，则出现气虚、气滞、血瘀、痰凝等，则咽喉失气之温煦、血之滋养、津液之濡润，而出现咽喉疼痛不适，干灼疼痛，异物感，声嘶声哑等症状。

熊雨田老先生认为气运行于全身，推动血液运行、津液输布，以温煦、滋养咽喉，统摄血液的运行，护卫肌表，防御外邪从肌表、口鼻侵入。当气的功能失调，如气虚、气滞、气逆等，可致各种咽喉证候。如素体虚弱，年老体弱，或脏腑虚衰，脾胃虚弱，饮食失调，摄纳不足，或过用攻伐，久病失治，正气不足，咽喉失于温煦所致的气虚证，常出现咽喉微痛不适，少气懒言，声毛、声沙、声疲，说话费力，声音低怯，倦怠乏力，头晕目眩，舌淡，脉虚无力。可见咽喉黏膜淡白，声带松弛，闭合欠佳，或咽部黏膜腐溃，溃口深陷，久不愈合，缠绵难愈。治以补气温中，益气固本。如气虚下陷，升举无力，咽喉失于温煦所致的气陷证，导致咽喉微痛不适，气短乏力，气欲下坠，懒言喉疲，神疲倦怠，声音低怯，声暗乏力，甚至失声，说话费力，腹部坠胀，舌淡，舌苔白，脉弱无力。可见咽喉黏膜淡白，会厌抬起欠佳，声带松弛，闭合欠佳。治应益气升提，温中健脾。如脏腑功能失调，气机运行不畅，气机阻滞咽喉所致的气滞证，常导致咽喉不适，有异物感，如物噎塞，吞之不入，吐之不出，痰涎增多，情志不遂，抑郁多愁，胸脘痞闷，腹胀纳呆，嗳气声嘶，或卒然声哑，脉弦。可见咽后壁淋巴滤泡增生，咽侧索肥厚，或声带增厚。治以疏肝解郁，行气利咽。肝气升发太过，肝气上逆，气有余便是火，气火上攻咽喉所致的气逆证，常见咽喉疼痛不适，有异物感，头晕头痛，咽干口苦，卒然失音，心烦易怒，面红目赤，恶心呕吐，大便燥结，舌红，苔黄干，脉弦数，可见咽喉黏膜、声带充血肿胀，治以疏肝清热，泻火降逆。

　　熊雨田老先生认为血行脉中，血的运行、蓄藏、统摄常与心、肝、脾等脏腑有着密切的关系。血的病理变化也常与脏腑功能失常有关。咽喉需有血的滋润、濡养，方能维持正常的吞咽、发音、呼吸功能。若血病，可有血虚、血瘀、血热等证候。如血虚不足，不能上达濡润咽喉、声带等所致的血虚证，常见咽喉干燥不适，如物噎塞，咽喉有异物感，面色苍白，语声低微，声嘶声疲，说话费力，头晕目眩，心悸失眠，唇舌淡白，脉细无力，可见咽喉黏膜淡白，或黏膜糜烂，久不愈合，声带闭合欠佳，治应补血养血，滋养咽喉。如血行不畅，血行瘀滞痹阻，而兼气虚运血无力，咽喉失于濡养所致的血瘀兼气虚证，常见咽喉疼痛不甚，少气懒言，声音低怯，声嘶音暗，说话费力，舌暗，舌尖边有瘀点，脉弱。检查可见咽喉黏膜暗红，会厌抬起不佳，声带肥厚，活动度欠佳，或边缘有小结、息肉，闭合不全，或咽喉黏膜糜烂，溃口深陷，久不愈合。治应益气行血，活血祛瘀。如血行不畅，瘀滞痹阻，痰浊凝聚咽喉所致的血瘀兼痰凝证，临床多见咽喉异物感，痰多黏稠，咯痰不畅，声音嘶哑，甚或失音，舌紫暗，舌尖边有瘀点，舌苔腻。检查见咽喉黏膜暗红，咽侧束肥厚，声带增厚，边缘不齐，有小结、息肉，黏膜有赘生物增生。治应消痰利咽，化瘀开音。瘀血痹阻，兼血虚不足，以致咽喉失养所致的血瘀兼血虚证，临床常见咽喉干灼疼痛，有异物感，声沙、声暗、声疲，说话费力，面色苍白，头晕眼花，唇舌淡白，或舌尖边有瘀点，脉细。喉部检查多见咽喉黏膜淡白，声带增厚或边缘有小结、息肉，闭合欠佳。治以补血活血，祛痰利咽。如血分有热，血热上炎，熏灼咽喉的血热证，临床多见咽喉充血肿胀，疼痛，干燉不适，吞咽不利，甚则汤水难咽，干咳，痰中带血，身热心烦，舌红绛，脉细数。喉部检查多见咽喉黏膜或局部充血肿胀，糜烂，喉核充血肿大。治应泻热凉血，消肿定痛。

熊雨田老先生认为气与血是维持人体正常生理活动的重要物质基础，气属阳，血属阴，二者相互依存，相互为用。气为血帅，有生血、行血、摄血的作用，气病可致血病，如气虚则血无以生化而致血少，气虚行血无力则血行不畅而致血瘀，气虚统摄无权则血外溢，气滞运血不利则致血瘀。血为气母，有濡养、运气作用，故血病也可致气病，如血虚则气少，血失则气脱。气与血相互依存，相互资生。气有温煦、振动咽喉声带的作用；血有滋养、濡润咽喉黏膜、声带的作用。若气血同病，可有气滞血瘀、气血两虚等证候。如情志不遂，肝气郁结，气运行不利，气机阻滞，血行不畅而瘀阻咽喉的气滞血瘀证，临床表现为咽部有异物感，吞咽不利，声嘶声沙，黏痰增多，咯痰不利，胸脘痞闷，情志抑郁，心烦易怒，舌紫暗，舌尖、边有瘀点，脉细。常见咽喉黏膜颜色较深，咽后壁淋巴滤泡增生，声带边缘不齐或有小结、息肉，治应疏肝理气，化痰散结。如气虚血少，不能温煦、滋养咽喉所致的气血两虚证，临床常见咽喉干灼疼痛，咽部有异物感，声音低怯，声暗声嘶，说话费力，少气懒言，面色苍白，舌淡、脉细弱。喉部检查多见咽喉黏膜淡白，会厌上抬欠佳，声带松弛，活动度欠佳，闭合不全。治应益气利咽，养血润燥，八珍汤或人参养荣汤等加减。

熊雨田老先生认为津液有滋润、濡养五官的作用，输注于咽喉口腔的津液能滋润咽喉口腔，若津液发生病变，可有津液不足、水液停滞等证候。如津液不足，咽喉失濡而致津液不足证。临床常见咽喉干燥，灼热疼痛，口唇干燥，口干欲饮，声音干沙，声疲乏力，舌干少津，脉细。喉部检查多见咽喉黏膜潮红，干燥少津，或局部糜烂灼痛。治以滋补津液，润燥利咽。若肺、脾、肾功能失调，则水液内停，上泛咽喉而致水液停滞证。临床常见咽喉不适，咽部有异物感，咳嗽，痰涎清稀、量多，声音不扬，声沙，喉中痰鸣，腰膝冷痛，倦怠无力，唇色淡白，舌苔薄白，脉沉细。可见咽喉黏膜淡白，咽喉部痰涎量多。治应温阳利水，补益脾肾。

五、针药并用

1. 针药并用的概述

熊雨田老先生生活的年代，医疗水平相对低下，专科检查器械并不完善，耳、鼻、喉具有孔小洞深的特点，这就决定了整体观点在耳鼻咽喉科疾病诊疗应用的重要性。中医的经络系统中头为"诸阳之会"，手足三阳经皆从头面循行交会，有阴阳脉之海之称的任督二脉也在此相汇，"经脉所过，主治所及"，头面部有如此多的经脉在此汇聚（还未包含奇经八脉，孙脉络脉之属），这就为头面诸窍的疾病包括我们的耳鼻咽喉病变提供了强有力的理论依据，也为我们的治疗提供了新的思路和方法。

此外，熊老先生勤求古训，融汇新知，熟谙经典，熔中医内科、外科、针灸及耳鼻咽喉科于一炉，在中医耳鼻咽喉科上独树一帜，造诣精深，博学多识，为其把针药并施在耳鼻咽喉科的应用提供了坚实的理论基础。

熊老先生从事多年耳鼻咽喉专科诊疗工作，在临床生涯中所见疑难杂症更是不胜枚举，主张攻克顽疾除了方药加减更要另辟蹊径——针药结合。熊老先生行医于重庆"永生堂"期间，通过推广针药并用治疗喉科疾病，在医疗条件十分简陋的情况下，解除了患者的疾苦。在熊老先生看来，针药的结合不是偶然的，亦不是医者主观上的随意为之，而是现实的疾病所必需的。

熊老先生认为针药并用是中医学治疗疾病的重要手段，针灸和中药内服都建立在中医理论基础上，通过辨证论治，调和阴阳，扶正祛邪。针药并施肇端于古代，但凡中医大家，主张针药并用的不乏其人。早在先秦时代，名医扁鹊通内外妇儿各科，精通药性，更善针砭，针药并用综合治疗虢太子的尸厥证获得成功，可谓是有史记载以来的第一例针药并用治疗疾病的病案。《伤寒论》里也讲道："太阳病，初服桂枝汤，反烦不解者，先刺风池、风府，却与桂枝汤则愈。"明代针灸家高武、吴昆、杨继洲等均主张针灸与中药因病而施，单用针法或单用灸法虽可取得一定的疗效，但是针灸与药并用，效果更佳。在杨继洲的《针灸大成》中，对针、灸、药的具体应用还做了分析说明。由此可见，针药并用的思想在古代先贤圣人那里都得到了淋漓尽致的体现。由于药物在体内吸收运化较慢，不能立解在表或在里的疾痛，如一些寒痹、湿痹的患者，如果用散寒、除湿、补阳的药物攻克，会受到药量的限制。药量小了治不好病，药量大了，人体又承受不住，因此用药的同时应积极配合针灸才能达到事半功倍的效果。即杨继洲所言："疾在肠胃，非药饵不能以济；在血脉，非针刺不能不及；在腠理，非熨炳不能到达。"

用药方面，熊老先生在多年的临床实践中，除尽得熊氏家传外，还从历代医家所著之文献中吸取营养，从而形成了自己独特的诊疗思想，临床常根据耳鼻咽喉科疾病之特点，在内服药的基础上，多辅以自制之外用药及针灸（金针）等进行辨证论治。

熊老先生认为一个优秀的耳鼻咽喉科的大夫，既要能在中医理论的指导下遣方用药，又要掌握用针之道，把针灸和药物相互配合使用，才能有比较好的治疗效果。如喉痹、耳鸣、耳聋、喉喑等耳鼻咽喉科常见的疑难病症，针药并用则显示出其优势。耳鼻咽喉科医生要有发散思维，善于自由选择多种方法应用于耳鼻咽喉科疾病的治疗，辨证择善而用之，如唐代大医学家孙思邈在《备急千金要方》中说："其有需针者，即针刺以补泻之，不须针者，直尔灸之……若针而不灸，灸而不针，皆非良医；针灸不药，药不针灸，尤良医也。"古往今来，各家各派，或主张重此轻彼，或主张因病施术，百家争鸣，推动着针灸，以及其他临床技术不断向前发展。

2. 重针灸在耳鼻咽喉科的体现

熊雨田老先生在针药并施治疗耳鼻咽喉科疾病方面有其独有的见解。

（1）苦练针法，提高疗效

针药并用肇端于古代，熊老先生客观分析了针、灸、药的主要特点，他认为针刺手法亦是针刺治疗耳鼻咽喉科疾病达到治病目的的关键所在。熊老先生遵古训，不断地请教名医，苦读中医古籍，苦练针法，正如《灵枢·九针十二原》指出："言不可治者，未得其术也。"此处"术"即为针术。针灸疗效的好坏，皆在两手手法及功力。李守先在《针灸易学》序言中云："先少学针灸，或止之曰穴难，不知难不在穴，在手法耳。"《内经》开创了针刺手法的先河，其中《灵枢》论述了疾徐、迎随、呼吸、开阖等四种针刺手法，奠定了针刺手法的基础。

熊老先生早年在寻访名医学习针灸期间，苦练指力，故而指力遒劲，双手针法运用自如。熊老先生强调左右手指力的配合，并以阴阳五行为指导，创制了耳鼻咽喉科常用的针刺手法，古人有云"知为针者信其左，不知为针者信其右"，而熊老先生则因病因症选择适合的进针手法，重视左右手的协调应用，结合耳鼻咽喉科疾病的特点灵活取舍。如单手进针法，熊老先生的手法，不同于常用的简单的单手进针手法，乃是一种多方向动作结合的复式手法，即在用腕力和指力把针下插的同时结合行针行气于一体，以使气速至，腧穴之游离的神气出入自由，以便于应用补泻手法，达到补虚泻实的功效。如对于乳蛾患者，熊老先生善于应用单手进针手法，针刺扁桃穴及其喉部的阿是穴而取得良好的疗效，操作时应用指端的气力来操控腧穴的神气，使得邪气出入有径，正气输布自如，以达到祛邪泻热，通经活络的作用，从而更有效地治疗疾病。

其次，熊老先生所施针刺方法也颇具特色，遵循古训，但又根据耳鼻咽喉科疾病的特点有所创新与发展，如单针单穴多向透刺法、单穴透刺法等，如急喉痹因于风邪者，选双侧风池两穴时，首先应用进针法向咽喉部方向斜刺1寸许，施行中等强度刺激，施行补泻手法后，调整针尖向对侧眼球方向，刺1寸许，再实施补泻手法。此手法则有寓意在里，风池穴为足少阳经与阳维脉交会穴，可疏散风邪。在风池进针，先刺向咽喉，可起到通利咽喉、疏风清热的作用，有立竿见影之效，患者很快则感受到咽部痛感、咽干、咽痒等症状减轻或消失；再刺向对侧的眼球方向，发挥其疏风解表之功，使得一穴两用。如阳陵泉透阴陵泉、颔厌透曲鬓等治疗耳鸣耳聋等，都是熊老先生在继承针灸精髓基础上的创新。熊老先生"不拘泥于书本"，而是在临床应用中不断地阐发和创新，使得针灸疗效在耳鼻咽喉科疾病治疗中更加突出。熊老先生对针法的灵活掌握和应用，为我们年轻一代中医耳鼻咽喉科医生提供了宝贵的财富。

（2）善于创新，选穴精当

①整体观念

熊老先生主张针灸治疗耳鼻咽喉科疾病选穴要精而简，且针刺力在专一，主张把人体的生理功能、病理变化和脏腑相互联系起来，结合阴阳、五行、藏象、卫气营血等中医学理论体系进行辨证。他善于从"整体"出发，利用脏腑经络与咽喉的关系，根据病变部位来辨别病证属于何经，从而选择相应的腧穴和补泻方法。肺、胃、肝、肾功能失调，经气不利均可导致咽喉疾患的发生：手太阴肺经循行从肺系（肺系即为气管，喉咙部），横出腋下；足阳明胃经循喉咙；足少阴肾循喉咙，夹舌本；足厥阴肝经上入颃颡（颃颡即为鼻咽部）。《喉科秘诀》有云："喉科大要，须辨内外二因及明五行生克，如外感六淫之邪痰气上壅而为病。内伤饮食煎炒，热伤肺胃及房事伤肾，郁怒伤肝。其中五脏生克，如金克木，则宣其肺，当补其肝，木得知而病自安……故病有浅深实虚，必究其因而治之。"同样，在针刺之前也应首先明确诊断，辨别病因病位，是属何腑何经，在表或在里。在针刺治疗耳鼻咽喉疾病时，一定不能局限于局部清窍，而是脏窍合一，全面调理。熊老先生把"脏窍一体观"应用在耳鼻咽喉科疾病的选穴上，同时在治疗中他还重视"形神一体观"的思想，就是采用多种治疗手段，对于由神志精神因素导致的疾病，安神配以调行，对于躯体疾病治形不忘调神。

②经气相通

熊老先生治疗喉科疾患，重视经气与穴性的相互作用，即"经气相通"，善于在循经取穴的前提下配合调理奇经八脉之经气而达到治疗疾病的目的。依据病变部位来辨别病证属于何经，十二经脉均有专属的循行分布途径，奇经八脉对十二经脉的气血有调节、蓄溢的作用。如阴跷脉上循咽喉，主咽喉病证，故在治疗咽喉疾病的时候，熊老先生常常选用照海穴为主穴，因为照海穴为足少阴肾经与阴跷脉的交会穴，可以调节十二经脉在咽喉部的经气，起到清利咽喉的作用。如乳蛾，起病急骤，多为外邪侵袭，火热邪毒搏结喉核而致，若病久体弱，脏腑虚损，咽喉失养，无力托毒，则邪毒久滞喉核而发，若为急性发作者，熊老先生用金针点刺少商放血，继针刺天容、人迎、合谷、曲池。对于喉痹患者，主穴可选用照海，肾阴虚配太溪，胃火旺配内庭，肝火上炎证配行间，肺阴不足配鱼际，伴发热者加用大椎。并因虚实寒热施行补泻手法。《疮疡经验全书》有云："喉应天气，乃肺之系也。"指出了肺与喉的生理关系，喉的功能正常与否取决于肺气的充沛与否，若肺气受损或肺经热盛则可引起喑哑，即所谓的"金实不鸣，金破不鸣"的病理变化。如暴喑，相当于西医学的急性喉炎等，熊老先生在辨证准确的情况下主选手太阴肺经和足少阴肾经的腧穴，如少商、尺泽、合谷、廉泉、太溪等穴。手太阴肺经，入肺脏，循经喉中，少商为手太阴肺经的井穴，点刺双侧少商穴放血，可清泻肺热，此穴为治疗喉症的要穴，尺泽为手太阴肺经的合穴，泻肺经的实热，取实则泻其子之意。合谷穴为手阳明大肠经的合穴，取其可以泻手阳明经之郁热。廉泉为任脉穴，此穴可以调任脉之经气而达到生津润喉的目的。太溪为足少阴之原穴，为足少阴之经气经过和留止的部位，且足少阴肾经，从肺上入咽喉，挟舌本，针刺此穴可以补肾清虚火。熊老先生辨证准确，循经取穴精当，补泻得宜，远近相配，使得力专效彰。

③"咽五针"的应用

咽喉是司饮食、行呼吸、发声音的器官，上连口腔，下通肺胃，其中咽为胃系所属，为水谷之通道。《重楼玉钥》有云："夫咽喉者，生于肺胃之上……大抵风之为患，好攻上而致疾者，三十六症，内关咽喉为第一。"熊老先生在继承前人经验的基础上，开拓创新，发展和创制了"咽五穴"，使咽部疾患妙手回春，丰富了咽部针灸的诊疗手段，提高了临床疗效。"咽五针"是以喉部最痛的体表反应点为中心穴，在距离中心穴一横指距离的3、6、9、12点钟方向共取四穴，进针为向内斜刺1寸许，稍捻转，以患者进针后喉部出现骨鲠感为最佳。采取动留针的方法，切忌留针之时讲话。"咽五穴"既不属于十四经穴，也不属于经外奇穴，邻近多气多血的足阳明胃经，有改善局部气血运行的作用，对治疗喉科疾病有明显疗效。此外，可在中医辨证基础上，根据其证型来选择相应的配穴。如熊老先生在治疗喉喑之时，主穴选"咽五穴"。因于风寒者，可配合合谷；痰湿内阻者，可以配用丰隆、鱼际穴；热积肺胃，伴有咽喉疼痛者，配合少商穴。中医认为人的声音洪亮与否，与脏腑功能有密切关系。"咽五穴"可疏通经络，宣通气机，从而达到清热消肿，利咽开音的效果。因声带正位于咽喉，喉连气管，通于肺脏，另外喉部是胃经与大肠经循行所过部位，胃属土，培土可以生金。故因于风寒者在辨证配穴中取与肺经相表里的大肠经原穴合谷等，以及配伍少商、丰隆等穴也是在辨证取穴的基础上选用的。

④创立"枢机穴"

手之三阳，自手走头，足之三阳，自头走足，头为手足六阳之所聚会。咽喉者，阴阳升降之路也。足阳明胃经，循喉咙而入缺盆。足太阴脾经，挟咽而连舌本。手少阴心经，挟咽而系目系。手太阳小肠经，循咽而下胸膈。足少阴肾经，循喉咙而入颃颡。五脏六腑之经，多循于咽喉，而咽为六腑之通道，喉为五脏之总门。故熊雨田老先生把喉科枢机论的思想应用到针灸领域，认为可通过针灸疏通经络气血阴阳，进而通利脾胃玄门之枢。后来熊雨田老先生结合刺络疗法创立"枢机穴"作为治疗喉疾的基础穴。枢机穴主要以足三里、百会、太冲、行间、合谷、阿是穴为基础穴。合谷，手阳明大肠经原穴，为治疗头面部疾病之要穴，直刺 0.5～2 寸。足三里，足阳明胃经合穴，升清阳之气，通降腑气，还可以补益脾胃，从而调节脾胃枢机升降功能，直刺 1～2 寸。行间，足厥阴肝经荥穴，疏肝利胆，泻肝胆之火，调理玄门气机，直刺 0.5～0.8 寸。太冲，足厥阴肝经输穴，平肝调肝，健脾化湿，调理玄门气机，直刺 0.5～0.8 寸。百会穴，别称三阳五会，号称天穴，犹如天之北极星，手足三阳督脉之会，升阳举陷，平刺 0.5～0.8 寸。阿是穴，即喉疾反应最敏感点，如乳蛾之阿是穴为喉核周围，喉痹之阿是穴常在咽后壁，阿是穴疼痛之感，具有活血消肿、祛邪泻热、通经活络的功效，用三棱针点刺阿是穴 2～3 下，使得脓血排出。枢机穴以调理肝脾枢机为主，治疗由肝气郁结，脾胃升降功能失司，肝脾枢机不利所致之咽喉疾患，熊雨田老先生用之于临床，收到了临床奇效。

（3）顺时间，重取效最优

中医时间医学，是在中医理论指导下，从整体上研究人体的生命活动的各种周期性节律，并指导临床诊断、治疗、预防和养生的一门科学，是中医学的一个分支。探寻针灸时间疗法的源流，早在马王堆汉墓出土的帛书（约成书于战国时期）即有记载，帛书记载了大量的针灸内容，在时间治疗方面提出了择时施治。如在治疗"白处"病时，要求内服药要"旦服"，外用药要"以旦未食敷药"，即在清晨进食前敷药。关于子午流注的最早的记载，应是在《内经》中。如《灵枢·卫气行》曰："岁有十二月，日有十二辰，子午为经，卯酉为纬。"针灸注重时间治疗，尤其是子午流注针法按照确定的时间规律，在固定的时间进行针刺补泻，能有效地提高经络治疗的敏感性，从而达到提高疗效的目的。所谓子午流注，即将人体气血循行的周流出入比作水流，或从子到午，或从午到子，随时间的规律而运行，阴阳各经气血的盛衰也有固定的时间规律。气血随时而至而为盛，气血过时而去而为衰，泻则乘其盛，补则随其衰，逢时为开，过时为阖，把握时机，按时开阖，就能更好激发和调动经气，调节人体的阴阳平衡，以取得疗效。同样，运气学说在中医学中也占有比较重要的地位。五运六气学说，就是运用五运和六气的节律运动及其相互化合，来解释和说明天体运动对气候的变化，以及天体运动、气候变化对生物对人类的关系和影响。《内经》中记载五运六气的内容主要在于《素问》中的《六节藏象论》《天元纪大论》及《至真要大论》等篇。

熊雨田老先生精通古籍，研习许多关于子午流注、五运六气的经典，精通天文、历法等，所以熊老先生善于结合五运六气、子午流注辅以针灸治疗。先生认为正确把握中医时间学，结合喉科疾患多因肝胆而发，对提高治疗疗效有很大的借鉴和指导作用。正如《素问·阴阳别论》说："一阴一阳结谓之喉痹。"《素问·诊要经终论》又说："厥阴终者，中热嗌干。"熊老先生采用子午流注中阴阳相贯，同气相求配穴方法，在乙日乙酉时开肝之井穴大敦穴疗之，同时配穴用胆经的足临泣穴。这是因为肝胆互为表里，肝为脏为里属阴，胆为腑为表属阳，两经经气相互汇通于大敦，大敦属木，足临泣也属于木，故称为阴阳相贯，同气相求配穴法。依此类推，一阴一阳，一脏一腑联系应用，对脏腑相关之病证有很好的疗效。

3. 重"灸"思想

灸法是我国传统医学中的一朵奇葩，从孟子的"七年之病，当求三年之艾"来看，我国人民远在战国时期就开始使用艾绒治病了。灸法是我国劳动人民长期与疾病做斗争的经验结晶。《说文解字》说："灸，灼也。"指出灸疗就是用火烧灼的意思。《素问·血气行志》中载："病生于脉，治之以灸刺。"《灵枢·官能》："针所不为，灸之为宜。"熊老先生生活的年代，医疗水平相对低下，灸法具有操作简便、成本低廉、疗效显著等诸多优点。因此，它能长期在民间广泛流传和应用，深受广大患者和群众的喜爱。正如《备急千金要方》曰："病有须针者，即针刺以补泻之，不宜针者，直尔灸之……若针而不灸，灸而不针，非良医也。"

熊雨田老先生把针和灸相提并论，认为针和灸同样重要，优选多种有效治疗手段综合运用，则会事半功倍。耳鼻咽喉科疾病的论治特点是，以辨证为纲，采用内治与外治相结合，整体调治与局部调治并用，故治疗之时局部治疗尤为重要，不仅可以通过局部影响机体整体的阴阳变化，而且还可以直达病所，解除主要痛苦。熊老先生在长期的理论实践研究中，对灸法的运用有着丰富的临床经验。

（1）灸法应用

在清朝末期，由于统治者的偏见，针灸疗法受到了限制。清代的统治者认为

"针刺火灸非奉君之所宜"，清政府太医院等官方机构中废止针灸，导致了整个针灸学的衰落。熊老先生以灸法简便易行，安全效佳，经济实用为出发点，不断地应用和推广艾灸疗法，体恤大众疾苦，这种精神是难能可贵的。熊老先生参考了不少前人的灸疗理论和临床经验，不断地拓展，把灸、针、药三者合用于耳鼻咽喉科疾病的防治，在继承前人的基础上，不断地改革和创新，自制药绳、药饼、灸材、灸炷等。

熊雨田老先生常采用隔药饼灸，药饼自制，多采用白芥子、细辛、麻黄、延胡索等药物研制而成。药饼正中有一小孔，灸治以稍发泡为宜，选穴为督脉的肾俞、肺俞以温补肺肾，益气解表，治疗鼻衄有奇效。鼻衄的发生多由肺气亏虚，卫表不固，外邪侵袭，津液内停所致。熊老先生采用隔药饼灸，通过温补肺肾，并配合药物的温热发散作用以达到清鼻窍、益气解表的作用。熊老先生认为，灸疮的产生，是灸治鼻衄的关键所在，通过发泡改善局部的气血而调理全身，使温阳益气、祛风散寒的功效倍增，正如《小品方》所言："灸得疮坏，风寒乃出，不坏，则病不除也。"在治疗因火所致喉科疾患时，无论虚实皆可用灸法，以上病取下的原则灸之。熊老先生认为，通过对下部穴位的发泡刺激，可起到引火下行的目的，这也是他治疗耳鼻咽喉科疾患的一大特色。

（2）灸治的注意事项

熊雨田老先生认为灸虽能治百病，灸治的部位却不是没有讲究，对于一些耳鼻咽喉科的疑难杂症，要从穴性及药性相结合为出发点。穴位为"脉气所发""神气游行出入"的场所，要求医生临证"更候视病虚实平论之，行汤、行针、依穴、选材灸之"。熊老先生认为，准确把握时间，是避免灸治产生过度损害和病情转化的关键所在。施灸的时间过短则温热之力不可达病所，难以中病。施灸的时间过长，则会使得热伤阳络，火邪向上，使病情恶化，也不可取。熊老先生认为施灸时间的长短应以病情的轻重、感邪的深浅，以及患者的体质强弱、施灸的次数来衡量。因人的体质有强弱的不同，患病也有虚实之别，加之人体各个部位的皮肉有厚薄坚韧的不同，故医者施灸时切不可固守常规，应因人因病而异。

"天有阴阳，日有昼夜"，熊老先生强调实施灸治疗法必须根据天人相应的理论，在恰当的时候，按照先上后下、先阴后阳的次序施术，若颠倒施灸顺序，不仅不能治愈疾病，还容易产生变证。此外，艾之药性纯阳，新收集的艾叶气味辛烈，灸治疾病的时候容易伤及血脉，熊老先生非常重视灸材的选择，其每年都会根据季节随时收集制作艾绒，收集制作的每一个步骤都亲力亲为，不辞劳苦，待艾绒药性平和之时方才用于临床治疗。

4. 刺营疗法在耳鼻咽喉科的应用

刺营疗法在民间又称刺血疗法、刺络疗法，是一种最古老的治疗方法，它历史悠久，源远流长。古代不少医家善用此术，收到惊人的效果。如华佗曾刺络出血治愈过"红丝疔"。相传曹操患"头风症"，经华佗在其头部针刺放血，当即止痛，收效神速。对于刺血疗法，《内经》做了大量的论述，为"刺血疗法"奠定了理论基础。如《素问·刺热论》曰："肺热病者……刺手太阴。阳明，出血如大豆，立已。"此法至今仍在耳鼻咽喉科延用，对于外感热邪或内有郁热引起的咽喉疼痛，在少商、商阳刺出黄豆大般的血滴，可收到立竿见影的效果。况且，咽喉是经脉循行交汇之处，十二经脉及奇经八脉，大都直接或者间接循行于咽喉内，故刺咽喉患处出恶血，宣泄其恶毒，能迅速散结消肿，使经络通、气血畅、咽喉开，则邪去正安。

熊雨田老先生认为，刺血疗法可以使邪气随血外泄而祛除疾病，在临床上，对于急性的喉科疾患具有解表泻热、消肿止痛的作用，刺血疗法的作用多且复杂，是否能正确把握刺血部位、适应证，取决于医者能否正确把握气血的关系，结合耳鼻咽喉科的专科疾病的特点辨证应用，这与医者多年的临床经验是分不开的。熊老先生认为，刺血疗法在应用时应通过中医辨证，充分考虑患者体质的强弱、气质特点、气血的盛衰，以及疾病的虚实属性、轻重缓急，准确取穴，平稳操作，这样才能在临床中针到病除。在临床治疗耳鼻咽喉科疾病时，要根据临床禁忌有所取舍，不可妄为。

熊雨田老先生认为咽喉之病以火热而发者居多，刺血疗法治疗喉科疾病与咽喉的解剖和发病规律密切相关。咽喉居上，为诸经循行之要冲，地处狭窄，易壅易滞易聚；火性炎上，其势急迫上循，若遇咽喉狭窄之地，易于壅滞而致病，故火热为滞是咽喉疾病的主要原因。《东医宝鉴·外形篇·卷二·咽喉》明确指出"咽喉诸病皆属火"。而刺血疗法在临床治疗疾病时，能调节气血，从而达到调和阴阳、疏经通络，使邪气随血外泄，而祛除疾病。熊老先生结合喉科疾病的发病特点和刺血疗法的作用机制，使之成为治疗喉科疾患的主要手段之一，并结合铁板吹喉丹外用，使得针灸治疗与中药吹药相得益彰，邪去而不伤正，增强宣泄热毒、消肿开闭的作用，故熊老先生应用刺营疗法和中药吹药法治疗喉科疾病能迅速消除咽喉疼痛。

（1）乳蛾的刺血疗法

乳蛾为中医耳鼻咽喉科的常见病、多发病，急性发作，或迁延不愈而发为慢性乳蛾。对于急性发作者，无论是外感风邪，气郁化热，循经上犯而发，还是肺胃热循经上冲而致，其病的病因特点以"火热"搏结咽喉居多。古代医籍中关于乳蛾的刺血疗法比比皆是，如《喉科秘诀·卷下》用三棱针针刺，以去蛾顶毒血，三五针后，再点药末。《喉科易知·张氏咽喉科七十二证治图说》有："针少阳、商阳两手四穴，或挑破患花出血。"《重楼玉钥·卷上·双蛾风》有曰："凡初期先用三棱针刺少商、少冲，留三呼吸如一分。"这些方法无不验证了刺血疗法在急性乳蛾治疗中的重要作用，此法至今仍在应用。

熊雨田老先生在不断地总结和学习前人经验的基础上，结合多年的临床实践，用刺血疗法治疗急性乳蛾有其独到之处。熊老先生认为刺血疗法的应用是否能取得良好效果，要根据喉科病的特点正确选穴，与一般刺血疗法不同的是，在遵循中医脏腑、经络、气血理论的前提下，要发挥特殊穴位的特殊治疗作用。熊老先生在治疗急性乳蛾之时，还强调"离穴不离经"的刺血选穴理念，善于选择穴位附近瘀阻比较明显的脉络来治疗，并且配合扁桃体的点刺放血，取得了良好的疗效。如熊老先生点刺扁桃穴周围的阿是穴，配以少商、商阳等快速针刺，并配合点刺双侧扁桃体各 2~3 下，使得脓血排除，患者涂药末，可立解疼痛之感，有活血消肿、祛邪泻热、通经活络的功效。熊老先生生活的年代，战乱频频，医疗水平相对低下，乳蛾多发，如不及时处理，有些则会带来生命之忧。刺血疗法操作方便，对耳鼻咽喉科急性病及其他部分疑难杂症，都有良好的治疗效果。

（2）喉痹的刺血疗法

喉痹是因外邪客于咽喉所致，外邪不外乎风寒风热之邪，而风寒束表，易于郁而化热，故临床上以"风热证"居多，以咽痛、吞咽痛为主症，古代医家常有"咽喉病皆属于火"之说。《金匮要略》有曰："热为之过，血为之血凝。"金元时期著名医家张子和十分重视喉部的刺血疗法，他在《儒门事亲》中指出："大抵治喉痹，用针出血最为上策。"

对于喉痹，熊老先生在咽部周围用三棱针点刺咽腔的红肿之处，如咽峡、咽后壁等用"缪刺法"轻浅地操作 4～8 次，急入急出，以微出血为度，拭去恶血，嘱患者屏住呼吸，用吹管法把铁板吹喉丹吹入，敷于患处。《耳鼻咽喉科卷》咽喉治验秘传，治法凡例三十六则："凡吹药非惟肿破患处要吹，并四围好肉上亦要吹，方不延开。"铁板吹喉丹无疑在刺营疗法后发挥着同样重要的作用。

熊雨田老先生始终认为"疗法互补是提高治疗效果的关键所在"。从事中医耳鼻咽喉临床多年，熊老先生读书善悟，博古纳今，思维宽广，临证圆机活法，理、法、方、穴、术综合应用，当针则针，当药则药，或针药结合，并形成自己鲜明的特色，治疗喉科疾患疗效极佳，使得耳鼻咽喉疾病的诊疗水平更上高峰，为中医耳鼻咽喉医生诊疗疾病提供了强有力的指导。

川派中医药名家系列丛书

学术传承

熊雨田

一、第二代传承代表人熊大经

熊雨田先生一生声名显赫，其子熊大方成为渝地一名知名的中医医师，其女熊大慧是重庆一位有名的儿科教授，其子熊大经，更是在艰苦的岁月里仍然坚持梦想，不仅继承了父亲的衣钵，并且将其发扬光大，桃李满天下，成为当代中医耳鼻咽喉科学的一名泰斗。熊大经教授是全国知名的中医耳鼻咽喉专家，国家新药审评专家，第二届四川省名中医，四川省学术和技术带头人，中华中医药学会耳鼻咽喉专业委员会副主任委员，四川省中西医结合耳鼻咽喉专业委员会主任委员，中国第一个中医耳鼻咽喉科博士生导师。

熊大经先生继承了其父熊雨田老先生的精湛技艺，更重要的是，他继承了熊雨田老先生胸襟开阔，虚怀若谷，广纳百家之所长，不断分析、不断总结、不断创新，自我完善的品格，这也是熊大经先生能在学术道路上走得更远、更深的根本原因。

熊大经先生正是在熊雨田先生的教育熏陶下，养成了勤学、慎思、乐观、自律的良好品质，也因为此，熊大经先生在全面继承熊雨田老先生的学术思想的基础上，将中医鼻科带到一个新的高度——"鼻五度辨证"学说的建立。

1. 学术思想传承

（1）继续发展咽喉科学

①提出"喉咳"

熊大经先生在1995年制定《中华人民共和国国家标准·中医临床诊疗术语》时提出"喉咳"一名，认为某些咳嗽是因为喉部疾病的原因所导致，与外邪不泄、正气亏虚等因素有关。现今，随着温室效应的影响，地球逐渐变暖而引起的刺激及病毒感染，空气干燥，工业对环境的污染，粉尘、异味气体的刺激等原因，致使本病发病率逐渐上升。熊大经先生提出的这一概念为临床治疗这类疾病提供了依据及治疗思路。

②提出"声疲""声暗"，丰富嗓音疾病

中医学对嗓音疾病的认识源于《内经》，而《内经》有关嗓音疾病的内容，涉及 20 多个篇章，除《灵枢》有专篇论述外，大多数散见于其他章节中，内容包括解剖、生理、病因病理、诊断、治疗、转归等诸方面，还有大量关于生理性和病理性发音的论述。对正常生理性发音称"声音能彰"，对病理性发音障碍称谓繁多，如"暗""无声""不能言""瘁音""言而微""言难""声从室中言""声嘶"等。可见《内经》不仅区分了能发音与不能发音两种截然相反的情况，同时又从音色、音量、音质、音调等的角度对嗓音加以区分描述，如"言而微""声嘶""声从室中言""言声与平生异也"。干祖望在《素问·类推第八十二篇》明确提出，"音声四本：音调属足厥阴，凭高低以衡肝之刚怯。音量属手太阴，别大小以权肺之强弱。音色属足少阴，察润枯以测肾之盛衰。音域属足太阴，撇宽狭以量脾之充盈。肝刚，肺强，肾盛，脾充，则丹田之气沛然而金鸣高亢矣"，认识到正常嗓音包括音调、音量、音色及音域四方面的正常协调，而现代嗓音病学也认为，正常的嗓音包括音调、音质及响度的正常，二者不谋而合。现代中医学常用"喉喑"统称所有的嗓音疾病，熊大经先生认为这是不完善的。所谓"喑"，系指涩哑不能言之义，《医学纲目·卷二十七》第一次提出喉喑不同于舌喑观点："喑者……一曰舌喑……一曰喉喑……喉喑但喉中声嘶，而舌本则能转运言语也。"鉴于此，熊大经先生提出"声疲""声喑"之名作为中医学对嗓音疾病的补充。

声疲：熊大经先生指出，声疲是指用嗓过度、用嗓不当或嗓音工作超过一定的时间和强度后，音量和音质下降所表现的一系列嗓音症状，即嗓音疲劳。本病在喉部无器质性病变，多表现为职业用嗓者嗓音功能障碍，音质、音量失常。临床上以发音无力、不能持久为主要症状，患者常表现为说话费力、发音不能持久，嗓音易于疲劳等。声疲多由内外因素相合而致。内因多为脏腑虚损，或大病久病之后，咽喉声带失于温煦滋养所致，故喉部不耐疲劳；外因多为用嗓不当，或用嗓过度。人之发声由多脏腑协调完成，包括心系的指挥协调、肺气的推动、喉部声带的振动、鼻咽喉气管等处的共鸣，以及口齿唇舌的吐字语言形成等，其中喉部声带的振动作用对声音的产生和声音质量的优劣最为重要。因此，正常的言语发音有赖于五脏功能之健旺，《景岳全书·卷二十八》指出："舌为心之苗，心病则舌不能转，此心为声音之主也；声由气而发，肺病则气夺，此气为声音之户也；肾藏精，精化气，阴虚则无气，此肾为声音之根也……是知声音之病，虽由五脏，而实惟心之神、肺之气、肾之精三者为之主耳。"音质、音量、音调之变化，其关键则在于脏腑功能是否正常，气血津液是否充沛。而用嗓不当或用嗓过度、病后体虚等亦可致脏腑虚损，声门鼓动无力而发病。

声疲患者往往表现为嗓音疲劳，初期时在休息、静养之后，正气得以来复，故声疲尚可暂时消除，声音一时性地恢复清澈、亮泽；若迁延日久，正气亏虚日渐加重，即使休息、静养，其疲劳也无法消除。

声疲以说话费力，不能持久为主要临床表现，就其根本，总不离一个"虚"字。虚者，正气不足也，正气者，气血阴阳也。故气、血、阴、阳的虚衰与不足均能引起声疲。一荣俱荣，一损俱损，病久者，气、血、阴、阳之虚衰可兼而行之，甚至可能兼有瘀血、痰浊之变。

声暗：此名，是熊大经先生在临床实践中提出，不同于"喉暗"及"声疲"，无声音嘶哑及说话费力等症，主要表现为声音音质的改变，类似于西医学"嗓音异常"的范畴。

"声暗"一词首见于《本草乘雅半偈·第三帙》："弦旧而声暗。"熊大经先生借"声暗"一词暗喻本病的发生与喉门功能失健有关。他将"声暗"定义为由于脏腑功能失调或虚损，咽喉失于温养所致的以声音不扬，音暗不明等为临床表现的一类咽喉疾病。

熊大经先生常言：声音的清亮润泽与否可以直接反映肾气的盛衰刚健，《素问·上古天真论》中女子以"七"，男子以"八"为基数，论述人体天癸的盛衰变化，实际音色的变化亦是随着天癸的变化而变化的。垂髫稚子，天癸初至，嗓音尖锐清亮但失于圆润；而立之年，天癸壮盛而声音洪亮圆润；花甲之年，天癸衰竭，声音失于清亮圆润，低暗浑浊。这是嗓音由清转亮、由亮转暗的生理变化过程。但是，如果患者先天禀赋不足，或后天久病失养，损及脏腑阳气，则声音暗涩不彰，发为声暗。

熊大经先生指出，一般而言，声暗如是正常的生理变化，不需要特殊治疗，但如果是因为病理状态所致，则应辨虚实，施治之。声暗的发生多与阳气亏虚有关，脏腑多涉及脾肾，《景岳全书·卷二十八》指出："声音出于脏气，凡脏实则声弘，脏虚则声怯。"据此，本病的治疗应遵循"补、提、健"的原则，补脏腑之正气以温养声门，提清阳之精气以鼓动声门，健声门之开合以发声明亮悦耳。

（2）以"胆肺学说"为根基，创立"鼻五度辨证"学说

熊大经先生主要致力于吸收、融合众家之长，并在不断思索中逐步完善其家传之熊氏耳鼻咽喉科理论。在继承熊雨田老先生"首重阴阳、用药求精、重视脾胃"等学术思想的基础上，对河间理论也有自己的体会。金代的刘河间曾根据《难经·四十难》中"肺主声""心主嗅"的理论，提出了"耳聋治肺""鼻塞治心"的观点，这些观点都对熊大经先生的学术思想有一定影响，同时，他在此基础上又有发挥。

耳为肾之窍，鼻为肺之窍，耳聋理应责之于肾，鼻塞理应责之于肺。因此刘氏这些理论在临床中的指导往往不为人所深刻理解。熊大经先生认为，对于"耳聋治肺"的理解绝不能那么肤浅，风为阳邪，其性开泄，阳邪有向上向外的特点，《素问·太阴阳明论》说："伤于风者，上先受之"。耳位居头部两侧，故易受风邪侵袭。风性善行而数变，风邪夹寒热之邪为患常变化多而迅速，风邪所致的耳病常常有起病急、传变快的特点，如卒聋等。如耳鸣耳聋同时伴有鼻塞、流涕、咳嗽等肺经的证候，用三拗汤之类方药疏风宣肺通窍，能取得良好的效果，正符合"耳聋治肺"。随着对咽鼓管功能的进一步认识，熊大经先生提出"耳聋治肺"实则在于用宣肺通窍之法宣通咽鼓管，调节中耳内外之压力，从而缓解耳鸣、耳闷、听力下降等不适。

一提到"鼻塞治心"，一般人往往想到慢性肥厚性鼻炎，根据患者病情程度，如鼻塞持久，检查见鼻黏膜充血、肥大、色紫红或暗红，对麻黄碱收缩反应不敏感等情况，属于瘀血阻滞之证，根据"心主血脉"的理论，采用活血化瘀方药治疗，大多数获效。而熊大经先生认为"鼻塞治心"远不止于此。对于鼻槁一病而言，很多医家提出从阴虚、气虚等论治，熊大经先生根据《金匮要略·血痹虚劳病脉证并治》"内有干血，肌肤甲错"的理论，认为鼻槁患者鼻腔肌膜萎缩、干燥，实际是"肌肤甲错"在鼻腔的表现，因此治疗时可适当配合活血化瘀之品以令气旺血行，瘀去络通，从而鼻窍得养，槁腊之患自然缓解。

此外，熊大经先生通过临床观察和研习古籍，提出"鼻塞伤脾"的理论。《脾胃论》指出："饥饿不得饮食者……可使脾胃升降失调而发病"，说明鼻塞致嗅觉减退，口不知味，饮食减少，则可影响脾胃功能，致脾胃虚弱，而脾胃虚弱

又能影响鼻的功能，形成恶性循环，即是《医学准绳·六要》谈到的"上窍不通……口不知味"。《古本难经阐注》直言："脾受谷味而在中，则呼出吸入无不因之。"因鼻与脾胃通过经脉相联系，鼻局部的津液停聚、气血阻滞或火热炽盛等亦可循经波及脾，形成脾胃虚弱之证。《证治准绳·杂病·第八册》有"隧道壅遏，气血升降被其妨碍"之论，明代《医学入门·卷四》曾言"鼻塞久不愈者，必内伤脾胃，清气不能上升，非外感也"。

耳鼻咽喉诸窍具有"孔小、洞深，窦道狭窄，不易直接窥视"的特点，因此以前在辨证、诊断中存在一定的盲区。随着耳鼻咽喉诸窍局部检查在临床中的逐步开展，熊大经先生把局部检查所见的内容纳入中医辨证体系，能很好地指导临床辨证论治，提高辨证的准确性。

熊大经先生通过观察发现，临床上绝大多数鼻－鼻窦炎患者的证型属于胆腑郁热型，他因此在心里形成了一个大胆的观点——"胆肺同主鼻"。本观点形成后，再经过大量的临床、科研验证，最终形成"胆肺假说"，即胆肺功能失调是引起鼻渊的主要原因，胆腑郁热是鼻渊的重要证型。在此基础上又提出"鼻五度辨证"学说，认为鼻为肺窍，同时，鼻内各部位也对应五脏：下鼻甲、下鼻道对应肺，属气度；中鼻甲、中鼻道对应肝胆，属于枢度；外鼻、鼻腔及鼻前庭对应脾，属于肉度；利特尔区对应心，属于血度；鼻顶对应肾，属于髓度。

这一学说一形成，熊大经先生立即将其投入临床使用，取得了很好的疗效，并据此研究开发出治疗急、慢性鼻－鼻窦炎的知名中成药鼻渊舒口服液、鼻窦炎口服液。

熊大经先生并没有因为之前取得的成绩而停下前进的步伐，从科研和临床两方面进一步验证其鼻病辨治理论的正确性。

（3）提出"理肝和脾"，立足肝脾治疗突发性耳聋

熊大经先生治耳聋立足于耳窍的生理特性：耳为清窍，以通为用，通则耳窍功能健旺，闭则诸疾变生，正如《景岳全书·卷二十七》称耳聋为"闭"，其证有五，火闭、气闭、邪闭、窍闭、虚闭，不论何因，总以清窍闭阻为果，故治疗之关键在于"利枢机，开清窍"。枢机得运，则气血自行，瘀阻自消，清阳自上，浊阴消弭。通过其多年的临床观察，发现"利枢机，开清窍"的关键在于理肝和脾。

肝气条达，气机通畅，耳窍不为邪所滞，若肝气不舒，气机壅滞，郁闭耳

窍，窍闭不通，耳为清空之窍，以通为用，窍闭则聋馈不用。关于疏肝理气在耳聋治疗中的作用是很多医家都认识到的。但除此之外，熊大经先生特别强调"和脾"在本病治疗中的重要性。脾为"后天之本"，主受纳、运化，是人体清阳之气的发源地，且又位居中焦，通连上下，为人体气机升降出入的枢纽。脾气健运，清阳充沛，上下有道，故耳窍聪敏，若肝脾失调，权衡失职，清阳不升，浊阴不降，壅塞耳窍，故为之病。

理肝和脾法是熊大经先生提出的耳聋治疗大法，在临床实践中，根据这一辨证拟定启聋汤，该方乃小柴胡汤加减化裁所得，基本药物为柴胡、葛根、红花、黄芪、丹参、水蛭、法半夏、明天麻、石菖蒲。方中取小柴胡汤疏利少阳经气。重用黄芪补益脾气助脾升清阳，做到"见肝之病，知肝传脾，当先实脾"；又可补益肺气，使卫表藩篱固而邪不可干也；此外，黄芪可助脾胃升清阳，使充足的清阳之气可以上达冲击被塞的耳窍。佐以功能燥湿化痰之半夏，芳香开窍之菖蒲，活血化瘀之丹参、红花，益气生津升阳之葛根等使经气通利，津血上输以濡养耳窍，使耳能复听。纵观全方，配伍得当，首重理肝和脾，活血通络开窍，体现了标本兼治，首重肝脾的原则。

（4）总结、提炼出熊氏耳鼻咽喉科学术思想——利枢机、通玄府、达膜原、和清窍

熊大经先生总结父辈经验，并结合自身近 50 年的苦心钻研，将熊氏一门的学术思想总结为"利枢机、通玄府、达膜原、和清窍"，体现了熊氏一门在耳鼻咽喉科疾病中立足少阳、启运枢机、重视肝胆、顾护正气的临证学术思想。

《素问·六微旨大论》说："出入废则神机化灭，升降息则气立孤危。"可见气机调畅之于人体何等重要。头面五官皆为清阳之窍，以通为用，气机调畅，方能维持正常生理功能。"枢机"是气运动关键所在。《素问·阴阳离合论》中提出"少阳为枢"。气之运动，不离升降出入。少阳为半表半里，是为阳气出入之关键，也同为人体气机升降之枢。少阳胆腑，中藏精汁，疏泄腑气，升清降浊，利中土。

从五官清窍与脏腑经络的生理功能而言，肝胆有其特殊地位。肝胆相表里，胆经上络于耳，肝胆之气通于耳，若耳气机调畅，气煦血濡，则窍清而通，耳闻五音。《素问·气厥论》曰："胆移热于脑，则辛頞鼻渊……"肝之经脉循抵畜

门，足少阳胆之经脉会于睛明，夹鼻之山根部，又肝与鼻梁相应，胆与鼻梁两侧相应。胆上通于脑，脑为髓海，下通于鼻，肝胆经气平和，则脑、鼻得安。《素问·奇病论》指出："夫肝者，中之将也，取决于胆，咽为之使。"且肝藏血、主筋，干祖望老先生亦曾提出"声带属肝"，咽喉筋膜丰富，赖于肝脏气血滋养。肝经之气上达咽喉，其疏泄功能正常，气机调畅，气血调和，则咽喉通利。

气机之通利条畅赖于肝之疏泄功能正常。肝主疏泄，调畅气机，使气的升降出入运动正常，对本脏和他脏生理功能及气、血、津、液的正常输布有重要调节作用。而耳鼻咽喉诸窍皆为头面清窍，脏腑清阳之气上达清窍则诸窍方能维持正常生理活动。若肝失条达，疏泄失职，气机不利，则脏腑清阳之气不能上达头面以温煦清窍，五脏精华之阳不能滋养而生诸疾。肝脏失调亦可波及其他脏腑而致多个脏腑失调，熊大经先生继承并发扬其父观点，在临床治疗中立枢机，以肝胆为要，调畅气机，并常以疏肝、柔肝、养肝、清肝、泄肝等法治疗五官诸疾。如临证时，在辨证基础上，善用柴胡，量以 10g 左右，取其疏肝和解之义，并配桔梗、枳壳、川芎、牛膝等行气药。

此外，耳鼻咽喉疾病与情志因素密切相关。情志活动分属五脏（包括脑）的生理功能，尤其与肝的关系更为密切，又有肝主情志之说，中医认为肝主疏泄，指肝具有疏散宣泄的功能，此功能主要关系着人体的气机调畅，情志的异常变化最易影响肝主疏泄的功能，从而使气机紊乱，气血失调，导致情志病。因此情志致病最主要的发病机制是使气机升降失调，导致气血逆乱，且与肝最相关。凡耳鼻咽喉疑难之症求于中医者，病多缠绵反复，患者多情志抑郁，肝气不舒，熊大经先生临证时十分注重疏导患者情绪，无论言语或用药，均予以兼顾。

少阳为阳气出入之关键，启运枢机必须立足少阳，但同样也应注意健运脾气。熊大经先生则认为如枢机不利，通过健运脾土，肝脾同调，则可达事半功倍的效果，肝为风木之脏，性喜升畅条达，其疏泄功能可调畅气机，疏达脾胃。然当肝木郁而不达，难遂其条达疏展之性时，亦可通过调畅中焦，使升降适宜，从而助肝之疏泄功能正常发挥。如熊大经先生在临床中喜用升麻、柴胡升发清阳，黄芪、党参、甘草、白术益脾胃补益中气，黄芩、黄连之类苦寒降火。鼻衄、虚证乳蛾等不足之证用升麻、葛根、木香、白术等气厚味薄、具有升浮之性的药物升举阳气而运之，鼻渊、脓耳等浊停之证则常用竹茹、法半夏等气薄味厚沉降之品以降逆泄浊，李东垣有云："味薄者升而生，气薄者降而收。"

"玄府"一词首见于《素问·水热穴论》："所谓玄府者，汗孔也。"《素问·调经论》云："上焦不通利，则皮肤致密，腠理闭塞，玄府不通，卫气不得泄越，故外热。"刘完素在《素问玄机源病式》中提道："玄府者，谓玄微府也。然玄府者，无物不有，人之脏腑、皮毛、肌肉、筋膜、骨髓、爪牙，至于世之万物，尽皆有之，乃气出入升降之道路门户也。人之眼、耳、鼻、舌、意、神、识能为用者，皆升降出入之通利也，有所闭塞，不能为用也。"熊大经先生认为玄府是人体普遍存在的气血津液流通运转的微小通道，其广泛分布于五官诸窍，如鼻腔、鼻窦。其有序开合是维持鼻腔鼻窦正常生理功能的基础，鼻部玄府通畅，则鼻通气顺畅，肌腠温润滑利，能闻香臭。反之，外邪入侵，正气虚损，不能固护肌膜，玄府开合失司而闭塞，气血津液壅滞鼻窍，血瘀水聚，肌膜肿胀，窦窍受阻，郁而化火，火热内生，熏蒸窦窍，热与湿合，蒸灼鼻窍，腐肉成脓，可发为鼻渊。同时玄府也应当存于耳与咽喉。

开通玄府，以顺应玄府之"复其开合，贵于通利"的特性，重新建立其正常的开合流通功能，恢复气血津液的正常流通渗灌和神志的正常运转。在治疗时应根据部位及气滞、痰凝、瘀血等不同的病理性质，对证选药。同时五官为头面清窍，为脏腑清阳之气、精华之血上达之空窍，宜宣通而不堪窒塞，则鼻通、咽畅、耳聪而不为病。玄府者，汗孔也，位于皮肤腠理之间。肺主皮毛，然肺为娇脏最易受邪，肺脏失调，宣畅失职，邪气壅遏，头面清窍失其宣通，玄府窒塞而为病，则耳不能听，鼻不能嗅，喉不能音。熊大经先生重点提出通玄府应当"诸法并用，重在宣肺"。

《内经》最早提出膜原之名，如《素问·疟论》曰："其间日发者，由邪气内薄于五脏，横连膜原也。"又《素问·举痛论》曰："寒气客于肠胃之间，膜原之下，血不得散。"明·吴又可在《温疫论》中提出："邪从口鼻而入，则其所客，内不在脏腑，外不在经络，舍于夹脊之内，去表不远，附近于胃，乃表里之分界，是为半表半里，即《针经》所谓横连膜原是也。"对膜原的解释，历代注家颇不一致，孙桐加以归纳，提出以下四种观点及个人看法：胸膜与膈肌之间，皮里膜外，上腹腔膈肌之下附近于胃处，胃肠外之膏膜。

"膜原"不单纯作为病位概念，邪在膜原是一种病理变化阶段。此阶段为邪气内陷入里，可引起三焦气化失司，脏腑功能失常。耳鼻咽喉外感疾病，邪气多经口鼻而入，无论寒热，均可因或邪实，或正虚，或失治误治而致病邪停于三焦、半表半里之间；耳鼻咽喉由于内伤而获病者，亦可因治疗不力，邪留于此，内外相合，病邪要出不出，疾病当愈不愈，反反复复。且耳鼻咽喉孔小洞深，药力常难以直达病所，故而临床上病情反复者不在少数。若日久病邪入里，更加难治。熊大经先生认为不论病之新旧，总不离一个"邪"字，病邪留滞是某些耳鼻咽喉疾病缠绵反复的重要原因，如鼻渊、喉痹等。此阶段是治疗疾病的最佳时期，若能阻止病邪深入，祛邪外出，则可扭转病势发展。且据前所述，少阳经脉与头面诸窍联系紧密，疾病可从少阳论治，故而提出"达膜原、和解少阳，祛邪于半表半里"。

通窍法在耳鼻咽喉科中的应用，古医籍甚少提及，临床常用《医林改错》的通气散和通窍活血汤、《重订严氏济生方》的苍耳子散，以及某些行气、芳香开窍的药物。熊大经先生认为清窍以通为用，如对于鼻渊一病，反复强调邪毒留滞则浊涕内生，浊涕生则壅塞鼻窍，鼻窍不通则妨碍鼻的正常生理功能。但应注意的是，五官虽为局部器官，其生理功能与病理变化常与脏腑密切相关，脏腑之经气和阴液常温煦濡润五官，五官方能完成正常之生理活动，而脏腑之病理变化，亦可循经反映于五官而致五官诸病。因而熊雨田老先生认为五官诸病皆是由脏腑失调、气血失和而循经反映于局部之全身性疾病，故临床上常将五官诸疾与脏腑经络功能紊乱联系在一起进行辨证论治。熊大经先生继承这一观点并加以发挥，认为在"通窍"时贵在"和"，而非大剂量使用辛香通窍之品。和法分广义、狭义，广义和解，汗、下、温、补诸法中皆有之；狭义和解，即和解少阳，小柴胡汤为其代表方剂。所谓"和利清窍"，是通过和解或调和作用，以达到消除清窍阻塞的一种方法，意在调节整体功能，使之归于平复。

总之，熊氏一门强调在治疗耳鼻咽喉疾患时以"利枢机、通玄府、达膜原、和清窍"为要，妙法在心，临证不惑，知常达变，随证治之。

2. 热心中医事业，胸怀学科发展

熊大经先生同其父一样，对中医药、对学科的发展倾注了极大的热情，熊雨田先生是重庆市中医院重要的奠基人，而熊大经先生则是成都中医药大学中医耳鼻咽喉科学的开拓者和建设者。

40 多年前，20 岁出头的熊大经先生坚决离开针灸系，在成都中医学院附属医院率先成立四川省第一个中医耳鼻咽喉科专科，当时全国各大中医院中仅有两个拥有独立的中医耳鼻咽喉科。30 多年前，资历尚浅、年龄尚轻的熊大经先生在哈尔滨与几位有相同见地的年轻学者一起，为中医是否有必要成立五官专业与数十位当时的全国知名老专家舌战。经过熊大经先生及其他有识之士们的奔走疾呼，中医五官专业得以保留。而熊大经先生率先在成都中医学院建立中医耳鼻咽喉教研室，将中医耳鼻咽喉学与中医眼科学合并成立中医五官专业。经过最初的艰难，现在成都中医药大学附属医院的中医耳鼻咽喉科是国家中医药管理局重点专科、国家中医药管理局重点学科，成都中医药大学中医五官专业是国家教育部重点学科。熊大经教授是全国第一个中医五官科耳鼻咽喉方向博士生导师。

熊大经先生心怀学科，不断奔走于世界各地，每到一处，就以渊博的学识、活泼生动的教学将中医中药在治疗耳鼻咽喉科的优势与特色尽显无疑，深入浅出地把"鼻五度辨证"理论展现给听众，让他们认识到中医的博大精深。

二、第三代传承人谢慧及张勤修简介

熊大经先生桃李满天下，广收门徒，使熊氏一门的学术思想得到了极大的传播，学生及患者受益良多，除了传统的学历培养模式培养硕博士 60 多名外，熊大经教授还采用传统的"师带徒"模式培养张勤修与谢慧两位弟子，熊氏良好的学风对两位弟子的影响很大，两名弟子延续了熊门严肃、好学、认真的学习工作态度。其中，谢慧同志因为在师承学习中表现突出，被授予"第四批全国老中医药专家学术经验继承工作优秀继承人"称号，同时，其师承学习经验被中国中医药报收录。目前，这两名弟子在老师的指导下也取得了一定的学术成就。

1. 张勤修

张勤修（1968.9—），四川省万源市人，主任医师，教授，博士生导师，成都中医药大学第二附属医院院长。第四批全国老中医药专家学术经验继承工作继承人，师承熊大经教授。为第三批全国中医临床优秀人才、中国医师协会中西医结合医师分会常务委员、中华中医药学会民间特色诊疗技术研究分会副主任委员、中国中西医结合学会耳鼻咽喉科专业委员会副主任委员、世界中医药学会联合会耳鼻咽喉口齿专业委员会常务理事、中国中西医结合学会围手术期专业委员会委员、中华耳鼻咽喉头颈外科学会青年委员、中华中医药学会耳鼻咽喉科分会委员、四川省学术和技术带头人后备人才、四川省卫生厅学术技术带头人后备人才、"西部之光"访问学者、四川省有突出贡献中青年专家。

张教授先后主持或参与科研项目14项，发表论文100余篇，获相关科研奖励4项。对鼻窦炎中西医结合基础与临床进行了较为系统的研究，提出"鼻玄府学说""双窍闭塞、双毒互结""疏窦窍、开玄府、解双毒、扶正气"等观点，总结的"鼻窍整体疏通疗法"被列入国家"十一五"科技支撑计划，相关研究成果"鼻内镜手术及其延伸手术的临床应用研究"与"鼻内镜手术解剖及其临床应用研究"分别获成都市科技进步二等奖（2005）及四川省科技进步三等奖（2006），"鼻－鼻窦炎中西医结合基础与临床研究"获得2013年度中国中西医结合学会科技进步二等奖及四川省科技进步三等奖。在变应性鼻炎中西医结合研究方面提出鼻鼽发病机制主要是肺脾肾三脏气虚，久致阳虚，表现在鼻腔局部则是"鼻腔黏膜卫气虚弱，阳气失和，玄府失司"，提出"扶正气、祛邪浊、调玄府"，总结出参甘调玄汤经验方（以人参、甘草、柴胡、白芷、辛夷等为主药进行加减）及外治法——鼻丘与下鼻甲联合割治法。相关基础研究获得国家自然科学基金、中国高等学校博士点基金与四川省国际合作科技计划等资助。

2. 谢慧

谢慧（1977.1—），中医五官科学博士，副教授，硕士生导师。第四批全国老中医药专家学术经验继承工作继承人，第四批全国中医临床优秀人才、全国名老中医药专家传承工作室负责人，世界中医药学会联合会耳鼻咽喉科专业委员会副秘书长，中华中医药学会民间特色诊疗技术研究分会常务委员，中华中医药学会耳鼻咽喉分会委员，四川省中西医结合学会耳鼻咽喉科分会委员。现任教于成都中医药大学。

谢慧教授师从熊大经教授，作为负责人进行熊大经名中医工作室建设，整理总结熊大经教授及熊氏一门的学术经验；曾负责牵头举办国家级继续教育学习班"熊大经鼻病辨治经验学习班"；作为课题负责人或主要研究人员参与11项科研课题，主要从事耳鼻咽喉科疾病的中医药防治及其机制研究；出版专著9部，其中参译专著 1 部，发表论文 40 余篇；曾获"西部之光"优秀访问学者、"第四批全国名老中医药专家学术经验继承工作优秀继承人""成都市一专多能优秀青年教师"等称号，获相关科研奖励 5 项。

　　谢慧教授全面继承熊氏一门的学术思想，挖掘中医相关外治法在中医耳鼻咽喉科学中的应用，深入发展耳鸣耳聋针刺、灸法治疗。在熊大经先生"理肝和脾"思想指导下，拟定出"理肝和脾"针刺方案，用于突发性耳聋尤其是难治性突发性耳聋的治疗，相关研究被列入四川省中医药管理局及四川省科技厅科研计划。针对急性前庭性眩晕，在国内首次提出小针刀疗法，且起效快、效果好，得到业界的关注。同时，从事"肺胆学说"科学实质研究，获国家自然科学基金支持。

一、《温病条辨总歌括》

据不完全统计，在乾隆十二年（1744）到光绪二十八年（1902）中，白喉、烂喉痧等疫喉先后四次大流行，对人民生命危害极大，同时也催生出了多种喉科专著。然而，清末民初，战乱频频，由于不良的卫生习惯和落后的医疗条件，一些初起轻微的疾病，往往因此拖延导致病情加重，一些喉科疾病，就如非常常见之乳蛾，亦因医疗水平低下而使人毙命。彼时喉科传染病大肆流行且缺乏有效的抗生素，民众一旦患上喉科传染病，十去其八。自吴又可提出天地间独有一种异气伤人以来，温病学得到了长足的发展，及叶桂、吴鞠通等人，对温病学的阐述才达到理论完备的阶段，大江南北医者习温、用温、成温者众多，熊氏家族亦然。再加上熊家行医地点多在重庆，属西南之边陲，四塞之国，居中纬之地，每至暑与长夏，天暑下迫，地湿蒸蕴，杂气交感，人处其间，湿热与温邪为害者居多，民众每感于此病，几于亡命。熊老先生每每感慨：温热疫毒之邪，传变迅速，伤人甚众，庸医不知其法，往往不分寒热，便妄予伤寒之法，则热者愈炽，终至气血沸腾、热毒炽盛之证，而群医往往束手无策。优医良匠深感于叶桂"温邪伤人最速"之言，明辨寒热虚实之证，辨证采用透热解毒之法，活人尤众。熊老先生深以为然，钻研此道，不仅熟读《伤寒》《金匮》，亦尤为重视熟诵温病经典，在临床诊治中亦灵活使用除温祛邪之法，往往应手生效。在深研《内经》《伤寒》等经典典籍之医理后，熊老先生结合所处时代之社会、气候等特点，在温病学理论的指导下，与其父熊吉之共同研制了铁板吹喉丹。铁板吹喉丹成于晚清时期，白喉流行之际，系由牛黄、麝香等几十味名贵中药组成。通过铁板吹喉丹的组成，我们可以感受到先生一家在温病方面颇有建树，铁板吹喉丹方含吴鞠通安宫牛黄丸，合软坚散结、祛腐生肌、解毒之品，尤其是人中黄的应用，乃深受叶桂的影响，乃祛除秽浊之邪的要药，又合去咽喉肿痛药物广豆根、马勃、玄明粉之类。

温病学著作或详于理而略于方，如《温热论》；或详于医案而略于理，如《临证指南医案》。及吴鞠通创《温病条辨》，仿《伤寒论》之体例，以三焦辨证为主干，前后贯穿，释解温病全过程辨治，同时参以仲景六经辨证、刘河间温热病机、叶桂卫气营血辨证及吴又可《温疫论》等诸说，析理至微，病机甚明，而治之有方，可谓理、法、方、药备矣。此书为吴鞠通多年温病学术研究和临床总结的力作。熊老先生认为：吴氏能"历取诸贤精妙"，"远追踪乎仲景"，近学叶桂，博采各家之名方为己所用。《温病条辨》一书，载方 208 首，除继承前贤外，吴鞠通自创方剂 64 首。其中化裁经方 15 首，变通叶桂方 11 首，仿诸家名方制新方 7 首，用治温热类病证之方共 18 首，用治湿热类温病方剂 6 首，寒湿及凉燥用方 7 首。吴氏创上述方剂，不仅可补前人方剂之欠缺，也可弥前人治法之不足，对先贤立方不当之处，吴氏又创制新方予以纠正。熊老先生一家几代学医，常常交流，他感慨道："初读吴氏之《温病条辨》，但觉吴氏论述温病之完备，既及临证，观之精妙之处，往往不能自持，与同门之人交流时，若合一契，未尝不临文嗟悼，不能忘之于怀，若有所慨，寻求纸笔速速书写之，临卧思之，几经修改，终成文章。虽言辞鄙陋，望我辈之人见方思文，临证可有拾取之方，亦常所幸。"他在前人左登城、沈媲书的基础上加以发挥并结合自己的临床经验，终写成《温病条辨总歌括》一书。

该书总分两卷，上卷主要论述《温病条辨》方歌，以三焦为纲，以方剂为目，分列条文于其下，方歌注重功效和病机的阐发，探求方剂的来源以求本质，训诂求今以明临床应用，尤其注明方剂在五官科的应用。下卷主要从熊老先生的临证经验出发，试论"九窍论"在五官科的认识，三焦理论体系与耳鼻咽喉科的联系，以及对温病治疗忌伤津液，养阴法贯彻始终的认识。然"纵观全书，恐犹有论述之未详，思虑之不周，故附医案于其后，与诸位参详，以期共同进步"。书中方剂均未列剂量，以示后人剂量之大小多寡，尚需临证者自行斟酌，经曰："大毒治病，十衰其六；中毒治病，十衰其七，小毒治病，十衰其八；无毒治病，十衰其九，食养尽之，勿使过剂。"医者全在善测病情，宜多宜少，胸有确见，然后依经训约之，庶无过差也。具体论述如下。

1. 上卷

上卷分四部，主论三焦篇方歌，共三部，上焦篇方歌 54 首，中焦篇方歌 82 首，下焦篇方歌 63 首。《温病条辨》原书中"杂说""解产难""解儿难"共论一部，共计方歌9首。此卷为论述重点，特点如下：

（1）纲目并举，分条缕析，一目了然

本卷以三焦为纲，以方剂为目，分列条文于其后，分条缕析，一目了然，同时重视整体连续性，如外受风温，于卫分用银翘散方，若病邪入里于气分，用白虎汤方，既及营血，当用犀角地黄汤之属，三焦辨证与卫气营血辨证相结合，方便初学者学习。

（2）自创歌赋，朗朗上口，重视功效，探求病机

少年时代的熊老先生博闻强识，熟读医书，善通文墨，初学《温病条辨》常编识方歌，大多七言四句，方歌中注重功效和病机的阐述，力求精到。

如《温病条辨·上焦篇》银翘散方歌："辛凉平剂银翘散，荆薄牛蒡竹叶甘。豆豉桔梗芦根入，上焦风热服之安。"此首方歌点出银翘散乃吴氏辛凉解表平和之剂。因温热邪毒外袭，导致卫表郁闭，肺气失宣。温病初起，发热无汗，或有汗不畅；外受风热，兼有卫表郁闭，可见微恶风寒；肺气失宣，故见头痛口渴、咳嗽咽痛之症。主治上焦风热外感之病证，可以推测出此方的病机为温热邪毒外袭，导致卫表郁闭，肺气失宣。本方功效为辛凉解表，清热解毒。

再如《温病条辨·中焦篇》增液汤方歌："增液汤中参地冬，阴津亏虚便难通。养阴润燥行大便，增水行舟显神功。"从方歌中可知，此方用于因热结阳明而偏于津液亏损之大便不通，症见大便闭结，咽干口燥，舌红而干，脉细数等阴津亏损表现。故本方可知病机为阳明热盛伤阴。本方功效为增液润燥。

新加黄龙汤方歌："新加黄龙用增液，参归姜草调胃切。气阴两虚腑实证，扶正以助邪气灭。"此首方歌直言新加黄龙汤为增液汤合承气汤加减，系阳明热结，气阴两虚的主方，临床症见身热、大便秘结之腑实症状，兼有咽干口燥，倦怠少气，或见撮空摸床、肢体震颤、目不了了、苔干黄或焦黑、脉沉细等气阴两虚甚或动风扰神之症。可以推测本方病机为阳明热结，气阴两虚。本方功效为攻下腑实，补益气阴。

（3）序条文，问来源，寻根求源

《温病条辨》全书共载方剂208首，了解方剂原来的出处，可以让读者更加明了整首方的发展过程，更精当地把握其适应证。

如吴氏《温病条辨·中焦篇》分述的五个加减正气散乃是《太平惠民和剂局

方·卷二》中的藿香正气散化裁而来。原文："治伤寒头疼，憎寒壮热，上喘咳嗽，五劳七伤，八般风痰，五般膈气，心腹冷痛，反胃呕恶，气泄霍乱，脏腑虚鸣，山岚瘴疟，遍身虚肿，妇人产前、产后，血气刺痛，小儿疳伤，并宜治之。"全方白芷、紫苏、藿香、陈皮、腹皮、厚朴、桔梗皆气胜者也，故足以正不正之气；白术、茯苓、半夏、甘草，则甘平之品耳，所以培养中气，而树中营之帜者也；内伤、外感而成霍乱，内伤者调其中，藿香、白术、茯苓、陈皮、甘草、半夏、厚朴、桔梗、大腹皮皆调中药也，调中则能正气于内矣；外感者疏其表，紫苏、白芷，疏表药也，疏表则能正气于外矣，若使表无风寒，二物亦能发越脾气，故曰正气。全方芳香化湿，解表和中，主治外感风寒、内伤食滞，或内伤寒湿、夏伤暑湿、山岚瘴疟诸证。五方在共用药藿香、厚朴、陈皮、茯苓基础上，各自加味，应用亦同中有异。一加减正气散以恢复脾胃升降功能为主，二加减正气散治湿热阻滞经络，三加减正气散治湿邪已有化热，四加减正气散、五加减正气散所治湿热已从阴化寒，主要针对中焦湿热证湿重热轻而设。通过对藿香正气散的了解，可以加深我们对吴氏遣方用药原则的了解，探求证型的本质。

再如《温病条辨·下焦篇》连梅汤。《温病条辨》有条文：暑邪深入下焦消渴者，连梅汤主之，入厥阴麻痹者，连梅汤主之；心热烦躁神迷者，先予紫雪丹，再与连梅汤。本方主治暑伤心肾，症见：心热烦躁，消渴不已，麻痹，舌红绛，苔黄燥，脉细数。本方用酸甘化阴兼酸苦泻热之法，以达到清心火、滋肾水之效。推及来源，可查阅《伤寒论·辨少阴病脉证并治》："少阴病得之二三日以上，心中烦，不得卧，黄连阿胶汤主之。"少阴之热来源有二：一为阳经传入，二为外感寒，郁而化热。热伤津液，致使阴虚阳亢，扰动相火，心肾不交，故可见心中烦，不得卧，故以鸡子黄、阿胶等血肉有情之品伍甘草，芍药之甘配黄芩、黄连清苦之品，是谓阳有余，以苦除之，阴不足，以甘补之，共奏育阴清热、除烦安神之效。《温病条辨》认为，暑气通于心，暑入心，助心火独亢于上，又暑为阳邪，本易伤阴耗气，深入下焦肝肾二脏，致使阴液耗伤，故成消渴之证，本方新增一味乌梅，加麦冬、生地养阴生津，去甘草、鸡子黄血肉之品，黄连苦泄壮火，合乌梅酸苦泻热，生地、麦冬甘以滋润，合乌梅酸甘化阴，诸药相伍，使心火消，肾水复。通过论述《伤寒论》黄连阿胶汤的使用加深读者对酸甘化阴、酸苦涌泄的理解，助记识证型。

（4）训诂求今，重视临床应用

书中训诂求今，序列临床适应证，尤其是详于对耳鼻咽喉五官疾病的应用，以期达到抛砖引玉之效，供读者临证参考。

如银翘散除了用于温病初起之风热表证，还可用于麻疹初期，疹毒尚未内陷之症。其对于慢性支气管炎以风热犯肺为主要表现的咳嗽、急性咽炎、扁桃体炎均有疗效。

如翘荷汤除了应用于上焦燥热之证，还可用于上呼吸道感染并发中耳炎、鼻窦炎、咽炎、扁桃体炎、牙周炎。耳鸣重者加羚羊角、苦丁茶。咽痛者加牛蒡子、黄芩。鼻流浊涕，不闻香嗅者，加白芷、辛夷等。

下面摘录熊老先生在《温病条辨总歌括》中对广为人知的两首方所做的分析，以示熊老先生对其的体悟以及临床应用。

【原文选读】

《温热条辨·下焦篇》加减复脉汤

［原文］加减复脉汤

> 加减复脉化裁真，阳亢阴竭脉中分。
>
> 不用生姜及桂枣，白芍加入敛三阴。
>
> 地黄炙草麻胶麦，合成甘润好存津。
>
> 误表耳聋劳升散，乙癸同源汗下寻。

分析："加减复脉化裁真，阳亢阴竭脉中分"乃指加减复脉汤本由化裁而成，其主要的病机是"热入肝肾，精血耗伤，虚热不退"。细品《伤寒》，研读鞠通，可知此方乃经《伤寒论》炙甘草汤化裁而来。《伤寒论》太阳病篇中第177条言："伤寒脉结代，心动悸，炙甘草汤主之。"炙甘草汤乃主治心之阴阳两虚之证，心之阴阳两虚，则心动悸；气血推动乏力，脉道不充，则有脉结代。寒邪从太阳而入，渐累于心，寒为阴邪，易伤阳气，心阳受损，心气不足，不能化生阴血，心阳鼓动气血无力，心阴虚，或误汗过汗大伤心之气阴，而致心阴阳两虚，脉道不充。治法重用炙甘草补中益气，充气血化生之源，合人参、大枣补中气，滋化源，为复脉之本；生地、麦冬、阿胶、麻仁养心阴，补心血以充血脉；然阳本已伤，且阴无阳则无以温通血脉，故用桂枝、生姜宣阳化气，加用清酒振奋阳气。全方为阴阳并补之方，共奏通阳复脉，滋阴养血之功。而《温病条辨》中话及加减复脉汤条文总共有 11 条，其中《温病条辨·中焦篇》第三十三条为阳明温病误用承气汤下之，出现余热未清、阴津耗损之坏证。余均散见在《温病条辨·下焦篇》中。温邪本为阳邪，耗气、伤津是其特点，因温病迁延日久，或劳倦内伤复感温病，或因误治与汗下，最后深入肝肾，消灼精血，导致真阴耗损，甚至津枯欲竭。此方的病因主在"温"字，病机在于"阴竭阳亢"，故主方除去了生姜、桂枝宣阳化气之品，加入养肝血、柔肝阴之白芍，与干地黄、麦冬等寒凉之品相伍，大队寒凉药物相合滋阴退虚热，阿胶药性和平，炙甘草虽偏温，然性平和，与大队寒凉药物配合，取其甘制其温，诸药相合，剂属清凉，攻专救阴退虚热。"不用生姜及桂枣，白芍加入敛三阴。地黄炙草麻胶麦，合成甘润好存津。"乃总结本方药物配伍特性，及温病过程中"存得一分津液，便有一分生机"的原则。"误表耳聋劳升散，乙癸同源汗下寻。"概述此方之适应证，具体详见条文陈述。本方由《伤寒论》中"炙甘草汤"化裁而来，还需与炙甘草汤加以区别。炙甘草汤乃阴阳双补之剂，而加减复脉汤减炙甘草汤温散之药，加补阴之品，则其区别显而易见。炙甘草汤之脉结代因心阳虚所致，故复脉主以复脉中之阳；加减复脉汤之脉结代乃阴精亏涩使然，故复脉重复脉中之阴。

病机：余热未清，耗伤精血，虚热不退。

治法：滋阴退热，养阴润燥。

条文选读：

（1）《下焦篇》第一条："风温、温热、温疫、温毒、冬温，邪在阳明久稽，或已下，或未下，身热面赤，口干舌燥，甚则齿黑唇裂，脉沉实者，仍可下之；脉虚大，手足心甚于手足背者，加减复脉汤主之。"

（2）《下焦篇》第二条："温病误表……宜用复脉法复其津液"。

（3）《下焦篇》第三条："温病耳聋……宜复脉辈复其精。"

（4）《下焦篇》第四条："劳倦内伤……宜复脉汤。"

（5）《下焦篇》第五条："温病已汗而不得汗……重与复脉汤。"

（6）《下焦篇》第六条："温病误用升散……重与复脉"。

（7）《下焦篇》第七条："汗下后……与复脉汤。"

（8）《下焦篇》第八条："热邪深入，或在少阴，或在厥阴，均宜复脉。"

（9）《下焦篇》第十八条："痉厥神昏，舌短烦躁……再予复脉汤存阴。"

（10）《下焦篇》第十九条："邪气久稽，肌肤甲错……复脉汤热饮之。"

临床应用：

（1）脉虚大欲散，加人参以补益元气，增强固脱之力。

（2）劳倦内伤又复感温病，缠绵不愈可用此方，如身不热而倦者，可加人参。

（3）若见心烦不寐，舌苔黄，脉数为阴虚阳亢，宜加玄参、黄连、黄芩，拘挛明显为阴虚风动，筋脉失养，再加龟板、五味子以敛阴补阳。

按：在熊老先生多年的临床经验中，此方广泛应用于喉科疾病，养阴清热治法也被广泛用于喉科疾病。

《温热条辨·上焦篇》桑菊饮

[原文]桑菊饮方歌

桑菊饮中桔杏翘，杏仁甘草薄荷饶。

芦根为饮轻清剂，风温咳嗽服之消。

来源：桑菊饮乃吴鞠通化裁叶桂之方而成，原方见于《临证指南医案·咳嗽》："某（十岁）头胀，咳嗽。此乃风温上侵所致。连翘（一钱半），薄荷（七分），杏仁（一钱半），桔梗（一钱），生甘草（三分），象贝（一钱）。""某（十二）风温上受，咳嗽，失音咽痛。杏仁，薄荷，连翘，桔梗，生甘草，射干。"乃风温外袭，灼伤肺津，耗散肺气，而使肺失宣降所致。吴鞠通加以菊花、芦根，更乃轻清凉润，而成辛凉轻剂。

病机：风热外袭，肺气失宣。

治法：疏散风热，宣肺止咳。

条文选读：

（1）《上焦篇》第六条："太阴风温，但咳，身不热甚，微渴者，辛凉轻剂桑菊饮主之。"

（2）《上焦篇》第五十五条："感燥而咳者，桑菊饮主之。"

临床应用：

（1）本方主治风温初起，风热犯肺以咳嗽证为主的病证。如咯痰黄稠、不爽者可加瓜蒌皮、贝母以清热化痰止咳利气。

（2）原方加减：如身热不解，气粗似喘者乃邪热迫肺，加生石膏、知母清气分之热；如舌绛红，午后及夜间热甚为邪热入于营分，加犀角（水牛角代）、玄参清营泻热。

（3）此方可用于乳蛾病，可加马勃、玄参、牛膝、牛蒡子清热解毒利咽。咽喉病初起，每当以疏风宣肺为主，清热利咽为辅，用药多轻清灵动，此方配合铁板吹喉丹治疗乳蛾病往往应手生效。

（4）此方还可用于西方医学所谓之"流行性感冒"，或者急性扁桃体炎初起属于风热表证者，皆可以本方加减治疗。

按： 桑菊饮一方，熊老先生甚为喜欢，尤其在乳蛾的治疗中，加减使用，收效甚多。

2. 下卷

下卷乃熊老先生临证所悟，主要含括了熊老先生作为一名喉科名家在运用温病的思想，指导喉科疾病治疗时的心得。熊老先生曾言："医学之端，寻其由不过阴阳两者而矣。阴者从伤寒，阳者遵温病，至于杂病、情志之类，不过禀赋机能之别矣。苟能从其由，掌其方，医学不必讳莫如深，尽可探骊得珠。"熊老先生认为，致病因素只有两种，一种阳热性质伤人，一种阴寒属性伤人，可是临床可看到千千万万种仿佛用阴阳不能完全区分属性疾病，追其缘由不过是人体体质的差异。比如阳热体质的人，素体阳盛，如果外受阳邪，可助阳化热，从热性，阳性病日久炼液成痰，痰阻气滞而致瘀，则百病由生，所以可见火热派、寒凉派等多类。只要我们掌握了疾病的阴阳属性和不同病因相应的用药法则，医学则不再是高深的不可与人言的阳春白雪。熊老先生一生熟诵《内经》《伤寒》等经典，尤重温病，通于耳鼻咽喉疾病，尤精喉科，因其生活年份温邪害人最广，伤人最深，故下篇主要列述其在耳鼻咽喉科应用温病理论的感悟。以下摘录部分以示诸君。

【原文选读】

《温病条辨·九窍论》有感

［原文］余览诸书，深感吴鞠通的《九窍论》一节中发《内经》之未发。九窍分阴阳，充分体现了阴阳互根的应用，在临床上常可见有趣的现象。一般认为九窍即头面五官加上前后二窍。古人认为，阴阳者，左右之道路也，对于鼻、眼、耳这些双窍而言，左右分阴阳。《内经》言左肝右肺，主要言其气机的升降

规律,《难经·三十六难》言左肾右命门。两肾左右不同位,功能也有所差异,所以有了听力、视力、嗅觉的偏甚之分。因此,九窍除上下可分阴阳,左右也可分阴阳。验之于临床,若是左边鼻塞甚于右边,除从肺论治而外,还当考虑阳气之不足,用药多要偏于用升提阳气之品;若右边鼻塞甚于左边,当考虑是阴气不足,用药可酌加滋阴之品。肾开窍于耳,然临床可以发现老年性耳鸣耳聋者,右耳耳鸣患者多于左耳耳鸣,或者耳鸣预后转归过程中,左耳恢复要快。听力的灵敏有赖于肾气之充养,总之治疗过程中注重阴阳的调和,阴平阳秘,精神乃至。

《素问·太阴阳明论》有言,"喉主天气,咽主地气",《灵枢·忧恚无言》又言,"咽喉者,气之所以上下者也",故咽喉可看作一气之天地也。然鼻为人体呼吸出入之第一要道,吸则气入,呼则气出,未尝不可将鼻腔看作是一个倒置的天地,天气从下鼻甲而入,从额顶而出,地气由额顶而入,由下甲而出,此乃气之出入者也。然鼻窍的通畅有赖于全身气机运行来调节,肾气蒸腾,脾气升清,肺司宣降,肝主疏泄,均助鼻窍之气机通畅。故鼻病而气机失调,则当从气机通畅方面,主从肺、脾、肾、肝论治。

按: 上文为熊老先生对九窍感悟之选录,熊老先生临床中一再强调九窍之中皆有阴阳,九窍之中各有天地,其子熊大经教授更有感于熊老先生对九窍论的认识,结合鼻腔的生理特性和现代西医学的局部检查,创造性提出了鼻腔的五度辨证,补充了中医耳鼻喉辨证方面的内容。

试论温病忌伤津、重养阴之法

[原文]

①祛邪除热,避免误伤阴津。温热之邪在卫分,忌辛温发汗,麻、桂之辈尤当谨慎;"在卫汗之可也",汗之以辛凉之法,若银翘、桑菊之属,以免助热伤阴,出现邪热内陷之证。邪在气分,"清之可也",邪伏营分,尤可透邪,清之膏、知、芩、连之辈,透之竹叶、花露、犀角之类,然需虑及邪甚伤阴,可辅以护阴之品;及至血分,阴血耗伤尤为严重,除虑"耗血动血"之外,养阴之药则迫在眉睫。当时时心存"存得一分津液,便有一分生机"之诫。

②邪盛伤阴,忌淡渗利水。温热之邪耗伤阴液往往出现无尿或少尿,若更是湿热之邪为患,舌更可出现苔腻之象,此时甚不可直用五苓散、八正之辈,当养阴生津,津复则小便自利,或滋中有利,邪去而阴存。

③慎用苦寒，当用甘寒养阴治法。苦能燥，燥伤阴，阴伤则热邪愈盛。甘能润，能养，甘寒可生津润燥。故芩连之品，可用而不可过用，用之可佐以玉竹、花粉之类。

④阳明阴伤，慎用攻下。阳明热盛，阴伤燥结，非留人治病之时，不可妄用峻猛攻下之品。阴津已伤，续用攻下，几成死证。"元气一败，无可挽回也。"可用增液承气之类，增水以行舟。

按：在温热性质疾病的治疗过程中，有"存得一分津液，便有一分生机"之说，正如吴氏在《温病条辨》中所云："盖热病未有不耗阴者。其耗之未尽则生，尽则阳无以恋，必脱而死也。"养阴法是温病治疗的重要法则，贯穿于温病治疗的始终。熊老先生结合多年临床经验总结了伤阴禁忌。

试论《温病条辨》三焦辨证治则在耳鼻咽喉科应用

［原文］析鞠通湿热病三焦辨证之法，大体可用开上、畅中、渗下六字概括，此乃吴鞠通湿热病辨证论治学术思想的核心。上焦以轻宣肺气，化湿泄浊为法，如宣痹汤之用；中焦以辛开苦降，宣畅气机，健脾开窍为法，若诸加减正气散法；下焦则以淡渗利湿为用，如宣清导浊汤之法。

按：熊老先生认为，吴鞠通独创的三焦辨证治法，不只对温病治疗，而且对耳鼻咽喉科疾病治疗有深远影响，尤其对于湿热病之三焦辨证，当值得后学者借鉴。湿热之证在耳鼻咽喉科常见，如化脓性中耳炎、分泌性中耳炎、外耳道湿疹、鼻窦炎、鼻前庭湿疹、咽炎均涉及此证，结合自己的临床经验，熊老先生自创了吉雷开窍汤，后更由其子熊大经教授研发并制成了中成药——鼻渊舒口服液，经过了近半个世纪的临床应用，取得了良效，远销海外。

熊老先生励精图治，编纂此书，纲举目张，分条论述方歌的功效、出处、临床应用举隅，以期后来者若有所感，再论个人临证感悟，该书不失为一本《温病条辨》方歌总结兼解读之佳作。然而，熊老先生虽励志于整本书中方歌的总结，然一己之力实有未逮，学者读之必须手持原书，一面诵读，一面按对，能够融会化裁每条论证处方，共勉之。

二、《熊氏喉科秘书》

熊雨田老先生在继承家传的基础上专攻喉科，整理前人医籍，总结新中国成立前各医家治疗喉疾之经验，收集疗喉病之方药，参考《医宗金鉴》《喉科指掌》《重楼玉钥》《白喉条辨》《温热论》等，并结合自己治疗喉病的体会，著成《熊氏喉科秘书》一书。

《熊氏喉科秘书》是一本专门阐述喉疾的专著。该书篇幅不多，但系统反映了熊氏对喉疾病因病机及辨证的观点，难能可贵的是该书提供了熊氏对各种喉科疾病的诊治经验。

该书分为上、中、下三卷。上卷为喉科总论，主要介绍喉的生理功能，喉病的病因病机，诊断要点，辨病证要点，以窍测脏，枢机论，治疗大法；中卷主要介绍喉科常见病的诊断与治疗，每种喉疾都附有医案；下卷主要介绍喉科病的外治法、针刺方法及制药方法。

该书详细介绍了24种喉科疾病，其中对"喉痹""乳蛾""白喉"等疾病的病因病机、辨证思路、处方用药等方面的论述，对当今治疗喉病有着重要的临床指导意义。该书的特色是介绍了喉科吹药的制作使用，尤其详细介绍了熊氏家传铁板吹喉丹的选药、炮制、配伍、制作工艺、功效、适应证、禁忌证，以及用法用量。

【原文选读】

上卷·喉科概述

[原文]喉者，有广义、狭义之分也。"咽喉者，水谷气道也"，此广义喉也；"喉咙者，气之所以上下者也"，此狭义喉也。喉以纳气，咽以纳食，会厌主开合，掩其气喉，令水谷能进食喉而不错，交相为用，其用各异，而厌不合，则食易错入矣，尝云气管之盖是也。喉者，气之所以上下者也；会厌者，音之枢也，肺气上冲会厌，气出枢机则音始，此喉之妙也。

按：咽喉有广义、狭义之分，本书喉统指广义之说。此段重点介绍喉之纳气、吞咽、发音等功能。

上卷·喉科概述

[原文] 喉应天气，为肺之系，乃肺气之通道也；咽主地气，下接胃木，为饮食之径，水谷同下，并归胃中，乃粮运之关也。故喉为肺胃之所系，喉关为肺胃藩篱，六淫邪气故循口鼻而入，喉首当其冲，代脏受邪。再者，喉乃全身脏腑经络之要塞也，全身气、血、痰易结于此，要塞雍滞，则喉疾发也，故治喉贵于通也。

按： 本段阐述了喉的生理、病理，指出喉病多因六淫邪气侵袭，致喉关不利，气血津液雍滞不畅发为喉疾，最后以精辟之言指出治喉疾贵在通利喉关，以通为用。故观熊老先生在临床中用药，尤其注意宣通，一则化痰祛瘀以畅气之通道，一则以桔梗、杏仁、枳壳等药物调畅气机，再则补气之虚以助气行之力，多方同治，就在一个"通"字。

上卷·病因

[原文] 喉关不利，有风、寒、暑、湿、燥、火邪气相传，或多邪交织，或缠绵不愈，致使正虚邪伏，其症不一，变幻莫测。然治喉或易或难也，伤寒六经辨之，易也；温病之邪侵袭咽喉，发病急，病情重，变化速，危害大，辨病证差之毫厘，则失之千里，故难也。

按： 此段指出喉疾多由外感六淫邪气而发，指出喉疾发病快，变幻多测，以仲景六经辨证去辨喉证，则喉疾容易把握，强调六经辨证的重要性。又指出温病之邪侵袭喉窍则临证会让很多医家束手无策，指出喉疾之难治。熊老先生为加强治疗效果，针药并用，内外兼治，从而在喉病的治疗中有了独特的治疗经验。

上卷·病机

[原文] 邪毒侵袭，分风热风寒之不同，一般见于病初期，邪在卫表，病情较轻。肺胃较盛，见于热毒雍盛传里，火热盛而病情重，其病变偏于脾热，偏于胃热和火热雍聚之不同。肺经虚损，其病理变化为肺阴亏损和肺气耗伤。肾阴亏虚，属慢性虚症，可致脏腑功能失调，咽喉功能减退，病后余邪滞留，兼以虚火上炎。肝气郁结，则痰气凝结，气血凝聚，久郁化火。

按： 大多喉疾患者都有屡受外邪侵袭的经历，先生于此段中指出喉疾多由外感六淫邪气而发，最后或外邪直中肺脏，或内伤导致肺经受损，最终脏腑功能失调，咽喉功能减退，迁延不愈而致喉疾。

上卷·咽喉诊法

[原文] 喉疾漫肿而痰多者，风也；淡白而牙紧者，风寒也；紫色不肿而烂者，伏寒也；红肿而脉浮者，风火也；脉沉实，烂而不肿者，毒也；脉细数而浮者，虚火也；细迟者，虚寒也。风、寒、湿、暑、火，皆类而推也。凡喉疾初起之症，诊右寸洪紧者，肺风也；两关浮数者，胃火肝风也；左寸浮洪者，心火也；右寸沉迟者，伏寒也；沉数者，伏热也；右尺洪大者，三焦火旺也；左尺洪而有力者，肾虚火也。此数部脉者，乃大略也，可总用六味汤加减治之。若凶险等症，突诊其脉，相其形，再详其受病之源，细诘其所起之端，而用药对病，自然愈之速矣。故凡治咽喉之症，其要在于脉与形名耳。

按： 此段指出"凡治咽喉之症"，要紧的是"在于脉与形名"，阐明了望、闻、问、切四诊合参在喉科疾病诊断中的重要性。而在临证过程中，六味汤也是熊老先生非常喜欢使用的一个方子。

上卷·咽喉气血津液辨证

[原文] 凡喉症之生，盖因气、血、津结于喉而发也。大要去喉疾，畅气机、破瘀、调津液为先。六淫邪气或七情，或内伤，致喉关经脉不利。夫气结不通，或气滞，或气闭，或气陷，或气虚，其症不必悉俱也，畅气机为极紧。津血，动也，纯也。津血衰，不荣喉，痹也。津血不通，或隐或显，则生痰、生瘀也，也致痹也。故辨喉之证，实辨气、血、痰也。然喉疾多变，应分虚、实、缓、急、阴、阳，善变道焉。

按： 本段指出治疗喉病可从气血津液辨证入手，不论外感、情志或内伤等因素所致的喉病，可从气、血、痰等方面论治。但是临床上喉病多虚实夹杂，变化迅速，临证中又当分清虚实轻重，故应灵活应之。

上卷·咽喉虚实辨证

[原文] 清阳上升，喉窍空灵，浊阴上逆，喉窍窒塞。人之少壮，清升而浊降，故上虚而下实，人之衰老，清陷而浊逆，故下虚而上实。七窍之空灵者，以其上虚，五官之窒塞者，以其上实。其实者，以其虚也，其虚者，以其实也。

按： 本段指出虚实辨证对咽喉疾病的辨证很重要，因为升清降浊失司，正如上文所言，临床上喉病多虚实夹杂，临证治病，还应当灵活应之。

上卷·枢机论

[原文] 阴阳未判, 盖曰混沌, 则有阴阳, 清则浮升, 浊则沉降, 自然之性也。升则为阳, 降则为阴, 清浊之间, 是谓中气。中气者, 阴阳升降之枢轴, 脾胃是也。升降阴阳之权, 全在乎中。脾胃之枢乃脾升胃降, 升清降浊是也, 宛日月东升西落, 昼明夜暗, 质之枢也。子半阳升, 阳生则升, 三阳左升, 则为肝木。脏腑十二经之气化, 一日而周, 肝为之端, 肝气枢利, 阴阳相随, 外内相贯。肝为玄门, 气经玄门, 十二经之气化周而复始, 灵气秀动。玄门之枢乃水火之使, 水火所由以升降也, 宛如子时阴极阳生, 冀志之始, 量之枢也。子时玄门开, 阳气始散, 阴气始闭, 量变始也; 旦辰脾苏, 清阳始升, 浊阴始降, 质变始也; 午刻玄门闭, 阴气始生, 阳气始敛, 量变始也; 晦夕胃寐, 纯阴始结, 炉阳始归, 质变始也。土之所以升降失职者, 木刑之也。木生于水而长于土, 土气冲和, 则肝随脾升, 胆随胃降, 木荣而不郁。土弱则木邪横逆, 土被其贼, 脾不升, 胃不降, 即肝脾之郁而不升也, 胆胃之郁而不降也。胆木之气化于相火, 胆木右降, 则相火下蛰而不上炎; 胆木逆升, 相火上炎而刑金, 肺金被克, 清气郁蒸, 而生上热。肝气不升, 生抑郁而生下热。

按: 本段介绍了熊雨田老先生的枢机论。熊雨田老先生认为脾胃为气机升降之枢, 即气化生克的质变之枢; 肝胆为阴阳生杀之枢, 即气化生克的量变之枢。因为机体两枢机协调运作, 则升清降浊, 气机循环有序。若枢机不利, 则清阳下陷, 浊阴上扰, 气机乱逆, 阴阳失调, 病邪乃生。

上卷·治疗大法

[原文] 五官之疾重在宣窍, 醍醐灌顶之奇效莫过于肺, 肺畅在, 窍自通; 五官之疾重在通利, 通利膜原之法唯有肝胆, 枢机和, 窦窍利; 五官之窍乃清阳之窍, 升清降浊之功非脾莫属, 脾健则窍利。

按: 本段突出了熊雨田老先生治疗头面诸窍疾病的三大法则: 以疏风散邪, 宣肺通窍, 为大则; 认为枢机一般易壅滞不利, 强调枢机利则阴阳和; 同时强调治窍先治脾, 脾旺湿不积, 脾为源泉, 温润有常, 补泻适度, 土强窍健。

中卷·喉痹

[原文] 一阴一阳结谓之喉痹。温毒喉痹, 由风痰相搏, 壅塞喉窍, 内外俱肿, 肿微红或白色, 痛连腮颌, 寒热, 牙关拘急。初宜荆防败毒散, 寒热退用清

咽利膈汤。风热喉痹，乃积热感风，风热相搏而成，其肿红而紫，其形若拳，壮热恶寒，宜清咽利膈汤，吹冰硼散，外赤而肿，用金箍散敷之。酒毒喉痹，乃酒热蒸于心脾二经，形如鸡卵，其色鲜红，壅塞喉间，色光如镜，发热恶寒，头疼项强，治宜针刺去毒血，吹冰硼散，内服粘子解毒汤，加葛花、枳椇子。阴毒喉痹，由阴虚热邪内结。初觉时痒，红热哽痛，其色淡红，口渴咽干，或唇颊赤，尺脉无神，宜甘露饮，吹珠黄散。伤寒喉痹，乃伤寒遗毒不散所致，以伤寒辨之。喉痹唯辨缓急虚实为要务，查黏膜色泽，观喉底形态，切脉望之，宜内服加外治吹药。

按： 本段介绍了喉痹的病名，列举了常见的喉痹分类及治疗方药，强调治疗喉痹应五诊合参，内治法结合外治法，综合治之。

中卷·梅核气

［原文］梅核气者，窒碍于咽喉之间，咽中哽哽，似有物塞，咯之不出，咽之不下，饮食如常，脉如常，乃七情之气郁结而成，或因饮食之时触犯恼怒，遂成此证。喉中如有梅核，吐不出咽不下，或中脘痞满，气不舒畅，或痰饮中滞，呕逆恶心。知之者，宣肺通腑顺气、解郁、升阳是也。

按： 本段介绍了梅核气的病名，描述了梅核气的常见症状及各种病因，强调治疗梅核气应宣肺气、通腑顺气、疏肝解郁、化痰、升脾阳为治疗大法。

中卷·喉痧

［原文］喉痧好发于冬春之季，寒暖非时，传染成疬，由口鼻入于肺胃。咽喉为肺胃之门户，暴寒束于外，疫毒郁于内，蒸腾肺胃二经，厥、少之火乘势上亢，于是烂喉丹痧。咽痛即起白腐烂斑，面红目赤，甚至咽门发黑，即不能救。沿巷传染先宜用汗法，次用清法，或用下法，须分初中末三期，在气在营。如初起寒热，烦躁呕恶，咽喉肿痛腐烂，舌苔或白如积粉，或薄腻而黄，脉或浮数或郁数，甚则脉沉如伏，此时邪郁于气分，速当表解。轻则解肌透痧汤、加减升麻汤，重则麻杏石甘汤。如壮热，口渴，烦躁，咽喉肿痛腐烂，舌边尖绛红，中有黄苔，丹痧密布，甚则神昏谵语，此时疫邪化火，渐由气入营，即当生津清营解毒，佐使疏透，仍望邪从气分而解。轻则用黑膏汤、鲜石斛、豆豉之类；重则凉营清气汤，外用锡类散吹之。必待舌色光，或焦糙，痧子布齐，气分之邪已透，再用加减滋阴清肺汤，不可再行表散。愈后余炎未息，宜加减竹叶石膏汤。若

本证早用寒凉，则邪遏在内，必致内陷神昏，或泄泻等症，致成不救。如表散太过，则火焰愈炽，伤津劫液，引动肝风，发为痉厥等险象，仍当大剂清营凉解，或可挽回。先哲云：丹痧有汗则生，无汗则死。金针度人，二语尽之矣。故此症当表则表之，当清则清之，或用釜底抽薪法，亦急下存阴之意。又脉伏者，泄泻不止者，会厌腐去，声哑气急者，始终无汗者，皆难治。

按： 本段介绍了喉痧的病名，介绍了喉痧的临床症状及诊断分型，强调治疗喉痧的气血津液，指出了此病的临床传变及危候。

中卷·乳蛾

[原文] 喉蛾，一名乳蛾。有单有双，双者轻，单者重。由肺经积热，受风邪凝结而发咽喉之旁，状如蚕蛾，红肿疼痛，咽软不利。或恶寒发热，或不恶寒发热。生于关前者，形色易见易治；生于关后者，不易见，吹药难到，手术难施，故难治。初起宜吹冰硼散，外敷贴喉异功散，内服清咽利膈汤。脓熟者针之。腐，吹金不换。

按： 本段介绍了乳蛾的病名、临床症状，说明此病难治，提倡内服法结合外治法治疗本病，强调外治法治疗此病的优势。

中卷·白喉

[原文] 白喉多发于冬春二季，及小儿为最，或由阴虚火燥，或以过食膏粱炙煿，热伏于胃，胃失降令，上逼于肺。初起脉象浮紧，发热恶寒，头痛背胀，神疲骨楚，喉中或极痛，或微痛，或不通，或介介如哽状。有随发而白随现者，有二至三日始现者，或白条白块粘连成一片，布满喉间。因循日久，肺阴告竭，肾水亦涸，遂令鼻塞声哑，痰壅气喘，咽干无涎，白块自落，鼻孔流血，面唇皆青，恶候叠见者不治。初宜解毒清热，用除瘟化毒汤或龙虎二仙汤，外吹珠黄散。待白点退尽，当用清凉镇润之品，滋阴清肺汤主之，外吹金不换或锡类散。

按： 白喉之病，发则病情凶险，本段介绍了白喉的发病特点、病因病机及临床症状，指出了该病不同阶段的治疗方法。

中卷·喉风

[原文] 紧喉风，脉浮数有力，实火证也。由膏粱厚味太过，致肺胃积热，复受风邪，风热相搏，上壅咽喉，肿痛暴发，甚则风痰壅塞，汤水不下，声音难出。治法：先用三棱针刺少商穴（属手太阴肺经，在手大指内侧，去指甲角旁韭

叶许），出恶血以泻其热。痰甚者，用探吐法，吹玉匙开关散，内服清咽利膈汤。走马喉风，由邪热客于心肺火炽所致。喉舌之间，暴肿转大。急用针点刺出血，以盐汤洗之，吹玉钥匙，服三黄凉膈散。若摇头咬牙，舌黑，蒂丁赤破，俱皆死候，不可治也。

按： 本段介绍了紧喉风及走马喉风的病因病机及临床症状，提出了内治法结合外治法治疗本病，最后点出此病的危候及不治之证。

中卷·牙痛

［原文］牙痛，阳明胃经风热之症也。生于牙床，坚肿疼痛，寒热，腮颊浮肿，宜加减清胃汤。欲溃脓，加白芷、当归、丹皮、赤芍。溃后，去竹叶、石膏、防风、荆芥，加川芎、当归、生地，搽冰硼散。

按： 本段介绍了阳明胃经风热牙痛的常见症状，以及熊老先生临床治疗此病的经验及常用药物加减。

中卷·牙宣

［原文］牙宣，一名齿衄。血出鲜红，势如泉涌，口臭，牙不动，胃经实热也，宜加减清胃汤。牙龈腐烂，淡血渗流不已，阳明有余，少阴不足也，宜玉女煎。血点滴而牙微痛，口不臭，而牙动或落者，肾经虚火也，宜六味地黄汤加骨碎补，甚者加五味子、肉桂，患处搽止血丹。

按： 本段介绍了牙宣的常见三种临床分型、相应的临床表现，以及常用药物加减。

下卷·外治法

［原文］喉科外治有七法：洗涤法、损毒法、噙漱法、探吐法、刮颈法、消肿法、吹药法。

洗涤法适用于喉间腐烂，吹入药粉，亦不过求其去腐而已。但吹入药粉，极易为唾液或痰液所带去，故洗涤一法，实为重要。可用红臭汞水，此水以红臭汞粉一份，温开水溶成，有毒质，故杀菌防腐之力较强，以卷棉针蘸此抹喉间腐烂处。

损毒法适用于喉间腐烂或发炎，扁桃腺肿胀，可于颐下项间按捺之。小者如栗，大者如胡桃，重按则痛。此处用异功散如蚕豆大，放膏药上贴之，八小时后取下，则起一疱，挑破流出黄水，有泻毒之功，再以桃花散生肌。

噙漱法适用于咽喉肿痹，痰涎壅塞，先用玉霜梅一枚，以薄棉兜包裹，含口内。有水泽时，先咽数口，后有顽痰黏涎上涌，遂即吐。俟口内无痰，只有清水，方可去梅。痛除肿消退，即可进食。若一时购梅不及，可先用鲜牛膝捣汁一碗，重汤炖温，不时漱喉，漱毕即低头流去毒涎，再漱，再流，须十余次，毒涎方尽，亦能化痰消肿解毒止痛。

探吐法，凡痰涎壅塞，不能吐出，即用硼砂二钱，焰硝六分，米醋一盅，姜汁半小瓢，用鹅翎蘸药探入喉中，吐去毒涎稠痰，数次即松。

刮颈法于颈窠处搽薄荷油少许，用钱一枚，如刮痧样往下顺刮十余下，显出块点，用磁片锋刺破，即以蜞口吮去恶血。无蜞时，用小吸气筒吸出之，此亦散气之一法也。

消肿法适用于喉间肿腐极甚时，颈间每现高肿，宜以消肿药敷之。冲和散、薄荷水、白蜜调涂。西药用依克度软膏，或消肿膏。

吹药法，凡喉间肿痛或腐烂，吹药可直接去腐或消肿。吹药之前，宜令患者吐去痰沫，乃扩大其喉腔，令其停止呼吸片刻。因药粉极细，易被吸入肺管，致发生呛咳也。

按： 本段介绍了喉科常用的七种外治法的操作方法及其适应证，内治外治合用，疗效倍增，对后学有直接的临床指导意义。

下卷·预防

[原文] 凡喉症，如喉痧、白喉等，患者均有免疫性，生病一次之后，下次可不传染，但如喉痧传染之力，往往在将愈之期，故家人不可不力为防备。故凡患疫喉之家，宜用降香、陈蒿各一两，苍术五钱，研末，食醋熏之，以免未病者传染。

按： 本段介绍了喉科传染病的预防，避免相互传染。

下卷·铁板吹喉丹

[原文] 民国二十三年，战乱频繁，白喉肆虐，乳蛾令人毙命，悯生命之脆弱，习吹喉之丹药，创铁板吹喉丹，挽救父老无数。兹选取升丹、牛黄、麝香、浮海石、广豆根、玄参、人中黄、儿茶、薄荷、雄黄、朱砂、百草霜、硼砂、玄明粉、灯蕊炭、冰片、人指甲、凤凰衣等道地药材，按比例研极细至40目。先将各药单味研成细粉，分别储放，临用时再根据配方，合散时应先入金石药，再

入植物药，最后加入冰片之类，一定按照顺序。凡生肌药不可和穿透药同一研钵，祛腐药不可和消肿药同一研钵研，切记切记！用一块专门的铁板，将药物放在铁板上，按药量两份，冰片三份，把药物与冰片研细混匀，堆放在铁板中央垒成元宝形，稍压紧后，用瓷碗扣住，在碗与铁板连接处，用浸了面糊的桑皮纸封固，底下用由 12 根灯草扭成灯芯的菜油灯作火源，烧烤铁板，置避风处，以烧完一两五钱菜油为度，冷后轻轻划破封碗纸，取下白色丹药，装器内密封。凡咽喉肿痛、溃疡、口舌生疮、喉蛾、各种喉风痰涎壅盛的喉闭牙疳，吹铁板吹喉丹可直接去腐或消肿。多量会导致汞中毒。吹药之前，宜令患者吐去痰沫，乃扩大其喉腔，令其停止呼吸片刻。凡吹药非惟肿破患处要吹，并四围好肉上亦要吹之，病方不延。吹药施药以铜制"风鼓"最好，因药粉极细，易被吸入肺管，致发生呛咳也。忌吹药力度过猛。

按：简单介绍了铁板吹喉丹的创制背景、配伍、选药、炮制、制作工艺、功效、适应证、禁忌证等。新中国成立后，熊雨田老先生将此方无偿献给国家，使其继续用于临床多年，直至今日仍在重庆市中医院应用。

《熊氏喉科秘书》总结了咽喉之生理病理及诊断与治疗，认为与咽喉各个部位的病变相关的脏腑各不相同，治疗喉疾以疏风宣肺为主，清热利咽为辅。熊雨田老先生认为气、血、痰、火为喉科主要病理因素，注重气血津液辨证。《熊氏喉科秘书》首次认为治疗喉疾以伤寒辨治为主，以温病辨治为辅，为后世喉疾的治疗开辟了新的视野。

学术年谱

川派中医药名家系列丛书

熊雨田

1912 年。出生于重庆中医世家。

1917 年，5 岁。私塾启蒙，幼承庭训，鸡鸣即起，诵读四书五经。

1920 年，8 岁。年岁稍长，开始背诵《内经》《难经》《伤寒论》《金匮要略》等医籍。

1922 年，10 岁。侍诊其父，并随沈姓名医学习中医内科。

1928 年，18 岁。独立行医。

1929 年，17 岁。远赴泸州随陈姓名医学习针灸。

1931 年，19 岁。参加四川省针灸医师考试，独占鳌头。

1932 年，20 岁。在重庆针灸讲习所学习，与龚志贤、郑惠伯、唐阳春等名中医同窗。

1939 年，27 岁。其父去世，掌管"永生堂"。

1940—1960 年。重庆地区肺结核肆虐，当时西医治疗多不满意，即与西医同道多次研究治疗方案，并在重庆江北干部疗养院（西医院）专门划出病区，作为用中药治疗空洞性肺结核的科研观察之地，经多年的观察，总结出一整套治疗方案，为控制肺结核病情传播做出了巨大贡献。

1946 年，34 岁。重庆市中医学校成立，任教于此。

1949 年，37 岁。新中国成立后，将铁板吹喉丹处方无偿献给国家。

1954 年，42 岁。"永生堂"经行公私合营，更名为"重庆中药材公司永生堂中药店"。

1955 年，43 岁。出任重庆市第二中医院副院长；同年，"永生堂"并入"桐君阁"。

1960 年，48 岁。整理前人左登城、沈媲书经验，编著《温病条辨总歌括》。

1962 年，50 岁。集先祖治喉及个人经验著成《熊氏喉科秘书》。

1963 年，病逝，享年 51 岁。

川派中医药名家系列丛书

附录 方剂组成

熊雨田

B

半夏厚朴汤（《金匮要略》）

半夏　厚朴　茯苓　紫苏　生姜

贝母瓜蒌散（《医学心悟》）

贝母　瓜蒌　天花粉　茯苓　橘红　桔梗

补中益气汤（《脾胃论》）

人参　黄芪　白术　甘草　当归　陈皮　升麻　柴胡

C

柴胡疏肝散（《景岳全书》）

柴胡　陈皮　枳壳　白芍　炙甘草　香附　川芎

D

达原解毒汤（《言庚孚方》）

鲜生地　玄参　麦冬　浙贝母　白芷　槟榔　牡丹皮　连翘　金银花　牛膝
山豆根　牛蒡子　甘草　草果仁　射干

大承气汤（《伤寒论》）

大黄　芒硝　枳实　厚朴

丹栀逍遥散（《医统》）

当归　白芍　白术　柴胡　茯苓　甘草　煨姜　薄荷　牡丹皮　栀子

E

耳聋左慈丸（《小儿药证直诀》）

熟地黄　山茱萸　牡丹皮　山药　茯苓　泽泻　柴胡　磁石

J

吉雷开窍汤

黄芩　栀子　柴胡　苍耳子　辛夷　薄荷　白芷　细辛　川芎　黄芪　桔梗
茯苓　甘草

金匮肾气丸（《金匮要略》）

桂枝　附子　熟地黄　山茱萸　山药　茯苓　牡丹皮　泽泻

L

六味地黄丸（《小儿药证直诀》）

熟地黄　山茱萸　山药　茯苓　牡丹皮　泽泻

六味汤（《喉科指掌》）

荆芥穗　薄荷　炒僵蚕　桔梗　生甘草　防风

龙胆泻肝汤（《医方集解》）

龙胆　黄芩　山栀子　泽泻　木通　车前子　当归　生地黄　柴胡　生甘草

Q

清瘟败毒饮（《疫疹一得》）

生石膏　生地黄　犀角　川连　栀子　桔梗　黄芩　知母　赤芍　玄参　连翘　甘草　牡丹皮　淡竹叶

清咽利膈汤（《喉症全科紫珍集》）

连翘　栀子　黄芩　薄荷　牛蒡子　防风　荆芥　玄明粉　玄参　金银花　大黄

清燥救肺汤（《医门法律》）

桑叶　石膏　杏仁　甘草　麦冬　人参　阿胶　炒胡麻仁　炙枇杷叶

R

人参败毒散（《太平惠民和剂局方》）

柴胡　甘草　薄荷　桔梗　人参　川芎　茯苓　枳壳　羌活　前胡　独活　生姜

S

沙参麦冬汤（《温病条辨》）

沙参　麦冬　玉竹　桑叶　甘草　天花粉　生扁豆

参苓白术散（《太平惠民和剂局方》）

人参　茯苓　白术　桔梗　山药　甘草　白扁豆　莲子肉　砂仁　薏苡仁

生脉散（《内外伤辨惑论》）

人参　麦冬　五味子

枢机方

柴胡　茯苓　川芎　枳壳　瓜蒌　半夏　香附　郁金　桔梗　牛膝　南沙参黄芪　当归　甘草。

四妙散（《成方便读》）

苍术　黄柏　牛膝　薏苡仁

W

五味消毒饮（《医宗金鉴》）

金银花　野菊花　蒲公英　紫花地丁　紫背天葵子

X

犀角地黄汤（《小品方》录自《外台秘要》）

犀角　生地黄　芍药　牡丹皮

仙方活命饮（《校注妇人良方》）

白芷　贝母　防风　赤芍　当归尾　皂角刺　穿山甲　天花粉　乳香　没药金银花　陈皮

逍遥散（《太平惠民和剂局方》）

柴胡　白术　白芍　当归　茯苓　炙甘草　薄荷　煨姜

小建中汤（《金匮要略》）

桂枝　芍药　饴糖　生姜　大枣　甘草

泻心汤（《金匮要略》）

大黄　黄连　黄芩

Y

养阴清肺汤（《重楼玉钥》）

生地黄　麦冬　生甘草　玄参　贝母　牡丹皮　薄荷　炒白芍

异功散（《小儿药证直诀》）

人参　茯苓　白术　陈皮　甘草

银翘马勃散（《温病条辨》）

连翘　牛蒡子　金银花　射干　马勃

银翘散（《温病条辨》）

连翘　金银花　桔梗　薄荷　淡竹叶　生甘草　荆芥穗　淡豆豉　牛蒡子

玉女煎（《景岳全书》）

生石膏　熟地黄　麦冬　知母　牛膝

育阴败毒饮

生地黄　玄参　麦冬　牡丹皮　赤芍　水牛角　露蜂房　蒲公英　威灵仙
生大黄

Z

知柏地黄汤（《医宗金鉴》）

知母　黄柏　熟地黄　山茱萸　山药　茯苓　牡丹皮　泽泻

竹叶石膏汤（《伤寒论》）

人参　麦冬　石膏　淡竹叶　甘草　半夏　粳米

参考文献

川派中医药名家系列丛书

熊雨田

［1］谢慧.熊大经鼻病治验集成［M］.成都：四川科学技术出版社，2014.

［2］王士贞.中医耳鼻咽喉科临床研究［M］.北京：人民卫生出版社，2009.

［3］清·郑梅涧撰；郭君双整理.重楼玉钥［M］.北京：人民卫生出版社，2006.

［4］熊大经，亓鲁光.耳鼻喉科名家熊雨田［J］.四川中医，1995，3：1-2.

［5］熊大经.溯古寻今永生堂［J］.中医药文化，2014，1：39.

［6］杨敏.刘支柏升丹工艺改进经验［J］.实用中医药杂志，2005，21（9）：576.

［7］唐玉枢.吴棹仙创办重庆中医院暨巴县国医学校之始末［J］.成都中医学院学报，
　　　1990，13（3）：44-48.

［8］熊大经，袁晓辉，谢慧.“胆肺假说”与鼻－鼻窦炎治疗的关系探讨［J］.四川中医，
　　　2009，27（6）：27-28.

［9］谢慧，熊大经.熊大经辨治鼻病的学术思想探析——记鼻腔“五度辨证”［J］.中医眼
　　　耳鼻喉杂志，2011，1（3）：126-128.

［10］张锋，田媛媛，许必芳，等.熊大经鼻部“五度辨证”思想及应用［J］.中医杂志，
　　　2014，55（2）：106-109.

［11］谢慧.熊大经教授对嗓音疾病的认识［J］.中医眼耳鼻喉杂志，2011，1（1）：5-7.

［12］谢慧.熊大经治疗突发性耳聋经验［J］.上海中医药杂志，2010，2（44）：18-19.

［13］张锋，谢慧，许必芳，等.浅谈喉科名家熊雨田之“铁板吹喉丹”［J］.中医眼耳鼻
　　　喉杂志，2013（3）：22-24.